Vanessa Halen

DIE OXY WUNDER MEDIZIN

Die neue HF-Therapie: Anwendungen von A - Z im Bereich Gesundheit, Schönheit & Wellness

RATGEBER

Wunder der Medizin

Die richtige Medizin
in den richtigen Händen
kann richtige Wunder vollbringen

Bibliografische Information der Deutschen Bibliothek:
Die Deutsche Bibliothek verzeichnet diese Publikation in der Deutschen National-
bibliografie; detaillierte bibliografische Daten sind im Internet abrufbar über:
http://dnb.ddb.de

Impressum

Die Oxy Wunder Medizin
Die neue HF-Therapie:
Anwendungen von A - Z
im Bereich Gesundheit,
Schönheit und Wellness

Cover-Design & Layout:
Vanessa Halen

Fotos & Abbildungen:
Vanessa Halen, Heiko Kube, frequenta, Fotolia.de: Cliparea, Sergii Denysov, eleonora_77, freshidea, mattilda, AndreasMeyer_Anatomie, Giorgio Gruizza, magdal3na

Lektorat & Redaktion:
Heiko Kube, Vanessa Halen

Herstellung und Verlag:
BoD - Books on Demand, Norderstedt

ISBN: 978-3-7357-7809-3

Hinweis der Autorin:
Die Informationen und Ratschläge in diesem Ratgeber können keinesfalls eine fachmännische Diagnose oder Behandlung ersetzen. Eine Haftung der Autorin für Personen-, Sach- und Vermögensschäden ist daher grundsätzlich ausgeschlossen. Bei ernsten Erkrankungen oder in Zweifelsfällen ist ein Arztbesuch dringend anzuraten.

Internet:
www.wellness-infoseite.de

Inhaltsverzeichnis

Allgemeine Wirkungen der HF-Therapie

1.Aktiviert den Stoffwechsel • 2. Steigert die Durchblutung • 3. Wirkt gegen Bakterien, Viren und Pilze • 4. Entschlackt und entgiftet • 5. Wirkt gegen Schmerzen und Entzündungen • 6. Wirkt als Wirkstoff-Verstärker • 7. Hat eine Anti-Tumor-Wirkung

Die Behandlungsarten

1. Die direkte Kontaktbehandlung • 2. Die indirekte Funkenbehandlung • 3. Die Aufladungs-Behandlung • 4. Die indirekte Behandlung durch eine zweite Person • 5. Die Fulguration

Inhaltsverzeichnis

Indikationen im Bereich Gesundheit

Adipositas • Allergien • Arthrose • Augenleiden • Besenreiser • Blasenleiden • Blutdruckbeschwerden • Blähungen • Chronische Schmerzen • Darmbeschwerden • Ekzem • Erkältung • Erektionsstörungen • Erschöpfung • Fußpilz • Gelenkbeschwerden • Gefäßerkrankungen • Grippaler Infekt • Hautleiden • Herz-Kreislauf-Beschwerden • Heuschnupfen • Hexenschuss • Husten • Immunschwäche • Juckreiz • Kopfschmerzen • Krampfadern • Leistungsschwäche • Lippenherpes • Magenbeschwerden • Migräne • Muskelbeschwerden • Narben • Neurodermitis • Pilzinfektionen • Psoriasis • Reizblase • Reizdarm • Rheuma • Rückenschmerzen • Schlafstörungen • Schmerzen • Schnupfen • Schwindel • Stress • Übergewicht • Venenbeschwerden • Warzen • Wechseljahresbeschwerden • Wunden • Zittern

Indikationen im Bereich Schönheit

Akne • Alopezie • Altersflecken • Augenfältchen • Bindegewebsschwäche • Cellulite • Couperose • Elastizitätsmangel • Face Lifting • Falten • Gewebeerschlaffung • Haarausfall • Krähenfüße • Lidstraffung • Lippenfältchen • Mimikfalten • Mitesser • Nasolabialfalten • Orangenhaut • Pigmentstörungen • Poren • Runzeln • Sommersprossen • Stirnfalten • Tränensäcke • Unreine Haut • Zellulite

Vorrede
An den Geneigten Leser

Ein paar Worte vorab

01

*Von ersten Experimenten
über großartige Erfolge
bis zu diesem Ratgeber*

Ein paar Worte vorab

Von ersten Experimenten über großartige Erfolge bis zu diesem Ratgeber

Sauerstoff ist Leben. Diesen Spruch haben wir alle schon einmal gehört. Und tatsächlich wissen wir auch, dass es ohne Sauerstoff kein Leben geben könnte. Ohne dieses wertvolle Element würden wir alle kläglich ersticken. Sauerstoff-Mangel ist auch eine wesentliche Ursache für alle möglichen Alterungsprozesse im menschlichen Körper. Bereits in jungen Jahren beginnt sich die Sauerstoffversorgung unserer Zellen zu verschlechtern: wir altern unaufhaltsam und Krankheiten können entstehen. Wenn wir also unserem Körper und unseren Zellen vermehrt Sauerstoff zur Verfügung stellen würden, dann müssten sich der Alterungsprozess verlangsamen und Krankheiten lindern oder gar heilen lassen.

Sauerstoff als Therapieform
Die Sauerstoff-Therapie war und ist somit tatsächlich ein großer Meilenstein in der Anti-Aging-Medizin. In meinen zahlreichen Fortbildungsmaßnahmen im Bereich Naturheilkunde lernte ich schließlich auch viele Möglichkeiten der Sauerstoffbehandlung kennen. Eine dieser Behandlungsformen ist die Hochfrequenz-Therapie, die mich besonders faszinierte. Ich lieh mir damals ein Hochfrequenz-Gerät aus und startete munter mit meinen Experimenten.

Die Hochfrequenz-Therapie
So ein Hochfrequenz-Gerät besteht aus einem Generator, einem Handstück und aus diversen Glaselektroden in den verschiedensten Formen. Die meisten Geräte haben jedoch den Generator schon gleich im Handstück, was für den Hausgebrauch wesentlich vorteilhafter ist. Die Glaselektroden sind innen hohl und mit Gas gefüllt. Diese Elektroden steckt man in das Handstück. Dann kann man per Wahlschalter die Stromintensität für die Behandlung wählen. Auf jeden Fall ist die Hochfrequenz-Therapie eine besondere Erfahrung.

Faszinierende Behandlung

Die Behandlung mit dem HF-Gerät ist sehr einfach. Man streicht einfach mit den Elektroden über die zu behandelnden Körperstellen oder man betupft diese – je nach Indikation. Ich probierte alle möglichen Elektroden aus – im Gesicht und am ganzen Körper. Die Behandlung an sich war sehr interessant. Die Glaselektroden leuchteten bei Hautkontakt in bunten Farben auf, kribbelten ein wenig auf der Haut und produzierten dabei einen leichten Ozongeruch.

Erste eigene Erfahrungen

Tatsächlich stellte ich von Behandlung zu Behandlung eine Verbesserung meiner Haut fest. Sie wurde reiner, klarer und fester – einfach schöner. Aber die HF-Therapie sollte ja bei vielen Beschwerden zum Einsatz kommen. So habe ich Bekannte mit Hautproblemen wie Akne, habe Couperose, Besenreiser, Entzündungen und viele weitere Problemfälle behandelt. Und siehe da: alle meine Probanden waren von der HF-Therapie mit den magischen, leuchtenden Glaselektroden restlos überzeugt. Die Therapieform hatte etwas wirklich Wunderbares. Doch leider lief meine Leihzeit ab und ich musste das Gerät wieder zurückschicken. Es dauerte jedoch nicht lange, da vermisste ich diesen wunderbaren Heilapparat und besorgte mir ein Gerät für den Hausgebrauch. Seitdem will ich diesen sogenannten HF-Stab nicht mehr missen.

Ein Wunderstab für alle Fälle

Heute behandle ich mit meinem HF-Stab alle möglichen Probleme wie Pickel, Entzündungen, Lippenherpes, rote Äderchen und viele weitere. Gerne nutze ich diesen Wunderstab auch für kosmetische Zwecke, um Wirkstoffe gezielt in die Haut einzuschleusen und mein Hautbild sichtbar zu verbessern. Mit der Oxy-Therapie lassen sich alle möglichen Beschwerden von A bis Z erfolgreich behandeln. Diese Therapieform ist so vielseitig wie kaum eine andere.

Behandlungserfolge für jeden

Wo man einen Hochfrequenz-Stab günstig kaufen kann, das verrate ich Ihnen noch in diesem Ratgeber. Je nach Anwendungsbereich gibt es nämlich Geräte mit Standard-Elektroden oder auch Geräte mit zusätzlichen Spezial-Elektroden für ganz besondere Anwendungen. Außerdem möchte Ihnen in diesem Buch neben dem HF-Gerät noch weitere Geräte und Behandlungsmöglichkeiten vorstellen, die allesamt mit der Kraft des Sauerstoffs arbeiten. Jede dieser Behandlungsformen ist hochwirksam und in vielen Bereichen einsetzbar. Vielleicht wenden Sie sogar schon die eine oder andere Behandlung an, ohne etwas genaueres darüber zu wissen. Lassen Sie sich einfach überraschen.

Ein neuer Ratgeber war geboren

Bei der Suche nach einem treffenden Titel für diesen Ratgeber inspirierten mich die wundervolle Anwendungsvielfalt dieses einzigartigen Hochfrequenz-Stabes und der dadurch erzeugte, hochwirksame Sauerstoff. Im Griechischen heißt Sauerstoff Oxygenium. Eine Kurzform im allgemeinen Sprachgebrauch dafür ist Oxy. Und schon war auch der Titel für mein Buch geboren: DIE OXY-WUNDER-MEDIZIN. Dieser Titel steht für zahlreiche Oxy-Wunder in allen möglichen Lebensbereichen, die ich Ihnen noch näher vorstellen werde.

Selbst testen wirkt Wunder

Lernen auch Sie diese wundervolle Oxy-Therapie kennen und verbessern Sie damit Ihre Gesundheit und Schönheit, Ihr gesamtes Leben. Sie werden staunen, was man mit ihr alles behandeln und erreichen kann. Wenn Sie erst einmal genau wissen, wie und warum diese Oxy-Therapie so gut wirkt, dann werden Sie auch Lust auf diese wunderbare Behandlungsform bekommen. Für mich ist die Oxy-Medizin die wundervollste Heilmethode, die ich kenne. Ich bin mir sicher, ein HF-Stab wird schon bald zu Ihrem Haushalt gehören. Und Sie werden von diesem Gerät und auch von meinen weiteren Oxy-Methoden begeistert sein.

Jetzt wünsche ich Ihnen zunächst einmal viel Freude beim Lesen dieses Ratgebers und dann natürlich

viel Erfolg und alles Gute.

Ihre

Vanessa Halen

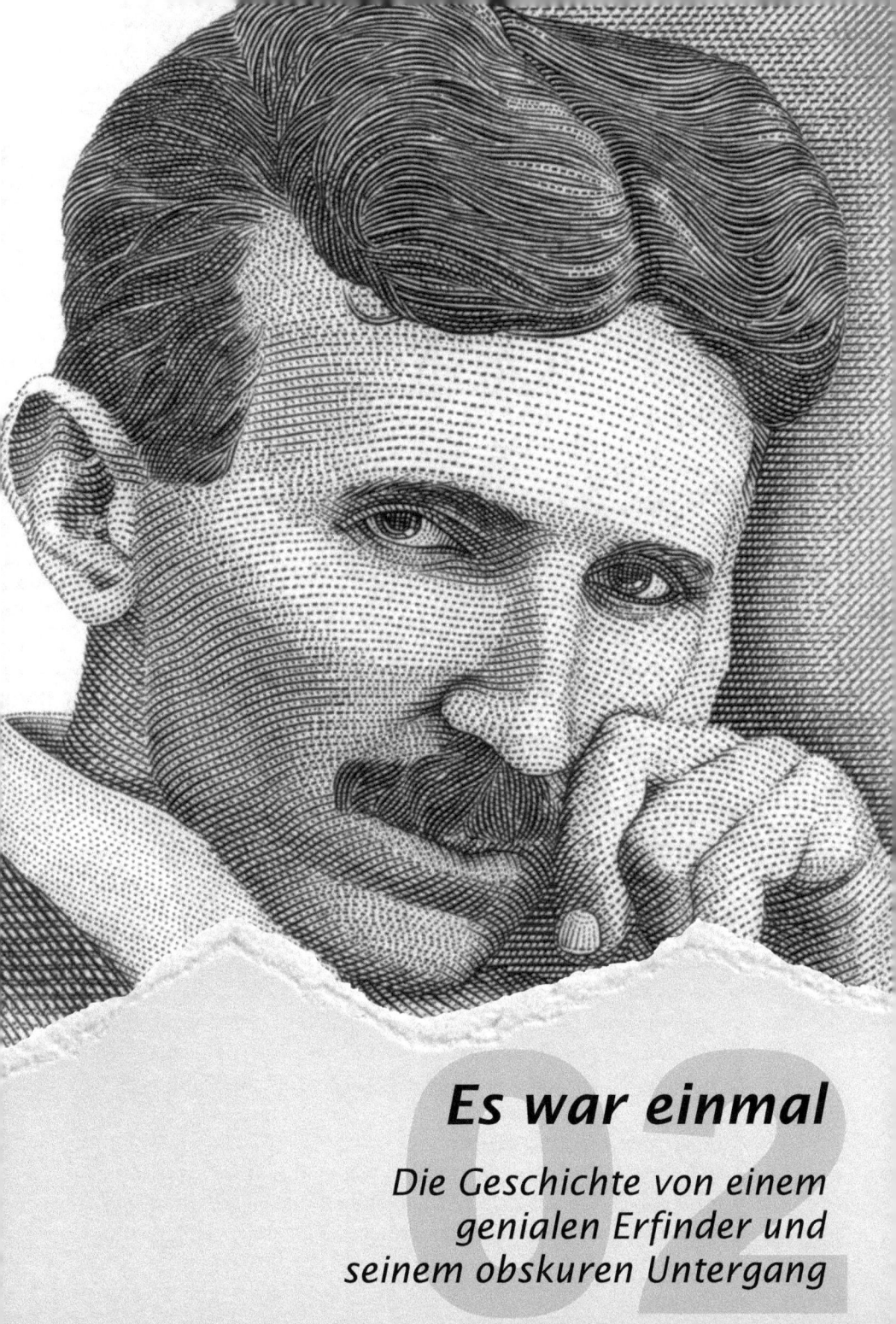

Es war einmal

Die Geschichte von einem
genialen Erfinder und
seinem obskuren Untergang

02

Es war einmal

Die Geschichte von einem genialen Erfinder und seinem obskuren Untergang

Es war einmal ein kleiner Junge namens Nikola Tesla, der im Jahre 1856 in Smiljan in Kroatien als viertes von fünf Kindern geboren wurde. In dem Dorf Smiljan fiel Nikola schon als kleiner Junge auf, weil er zum Beispiel versuchte, mit einem normalen Regenschirm von einem Scheunendach zu springen. Die anderen Dorfkinder hielten ihn wegen seiner ungewöhnlichen Aktionen für verrückt. Und tatsächlich war der kleine Nikola auch irgendwie etwas verrückt, denn er wurde immer wieder von unheimlichen Visionen heimgesucht.

Hochbegabter Junge

Nikola war schon ein außergewöhnlicher Junge. Nächtelang verschlang er die Bücher aus der Bibliothek seines Vaters. Selbst verfasste er Gedichte und versuchte, seine unglaublichen Visionen zu Papier zu bringen. Er tüftelte allerlei Erfindungen aus, bis sein Vater ihn dazu überredete, ein technisches Gymnasium zu besuchen. Nikolas genialen Visionen sollten dort in die richtigen Bahnen gelenkt werden.

Rätselhaft genial

Seine Lehrer verblüffte Nikola mit seinem gewaltigen Wissen. Selbst die kompliziertesten mathematischen Aufgaben löste er mit Leichtigkeit. Immer wieder stellte er seine Lehrer vor große Rätsel. So schlug er eines Tages seinem Physik-Professor die Entwicklung des Wechselstroms vor. Doch der Professor hielt diese Idee für absolut unmöglich. Dennoch ließ Nikola sich von seinen Ideen nicht abbringen und tüftelte fleißig weiter.

Streberhafter Einzelgänger

So genial Nikola auch war, so exzentrisch war er auch. Er war ein absoluter Einzelgänger, ein echter Streber. Während die anderen Jungs aus seiner Schule sich mit Mädels trafen, brütete Nikola über seinen Erfinderreichtum. Man sagt, Nikola habe sogar nie ein Mädchen gefreit, weil er ausschließlich mit seinen Ideen beschäftigt war.

Verkanntes Genie

Nikolas Verbissenheit sollte sich irgendwann auch lohnen. Denn bei einem Spaziergang in Mutter Natur fuhr ihm plötzlich ein Geistesblitz durch seinen Erfinderschädel. Er hatte ganz klare Vorstellungen von einem Wechselstrommotor. Dieser Gedanke ließ ihn nun nicht mehr los. Als er dann 1884 nach Amerika auswanderte, stellte er seine Wechsel-strom-Idee keinem Geringeren als Thomas Alva Edison vor. Aber auch Edison hielt die Idee vom Wechselstrom für absoluten Blödsinn.

Der Durchbruch mit Wechselstrom

Ein wenig enttäuscht wandte Nikola sich an den Industriellen Westing-house und schlug ihm seine Idee vor. Und tatsächlich schaffte Nikola es mit dessen Hilfe, eine eigene Gesellschaft zu gründen. Mister Westing-house witterte natürlich das große Geschäft. Ein Gleichstromsystem nach Edison war ja längst auf dem Markt. Aber Wechselstrom nach Nikola Tesla wäre eine Sensation. Ja, und was soll ich nun sagen, die Wechsel-stromstory wurde Realität. Allerdings kaufte Westinghouse dem jungen Tesla die Patente für das Wechselstromsystem ab und sahnte letztlich ganz alleine die große Kohle ab. Pech für Nikola Tesla, der einfach zu gutgläubig war.

Ein sonderbarer Magier

Aber zu blöde war Nikola dennoch nicht. Er arbeitete weiter wie ein Be-sessener und reichte selbst ein Patent nach dem anderen ein. Er überflu-tete die Behörden regelrecht mit Patenten zu neuen Erfindungen. Mittlerweile galt Nikola Tesla unter Eingeweihten als eine Art Magier, der die seltsamsten Dinge bewerkstelligen konnte. Bei den Vorführungen seiner Erfindungen, die wahrlich sehr magisch wirkten, soll er sogar bei der Erzeugung von elektromagnetischen Wellen mitten in der New Yor-ker City ein Erdbeben hervorgerufen haben. Wow! Das machte Nikola Tesla erst recht zu einem unheimlichen Sonderling.

Erfindungen für die Zukunft

Im Jahre 1893 führte Tesla der Welt die drahtlose Kommunikation mittels elektromagnetischer Wellen vor, was später die Grundlage für Radio,

Funk und Fernsehen wurde. Im selben Jahr stattete Teslas Firma die Weltausstellung in Chicago mit Licht und Strom aus. Als dann Springbrunnen durch Scheinwerfer hell erleuchtet wurden, fielen viele Menschen vor Fassungslosigkeit in Ohnmacht – so unglaublich schön war das Spektakel, das immerhin fast 25 Millionen Amerikaner in nur fünf Monaten besuchten. Ein einmaliger Welterfolg für Nikola Tesla.

Freie Energie für alle

Allerdings hielten die Großindustriellen Tesla später für einen Spinner, als ihm sein Wechselstrom nicht mehr genügte und er von der Nutzung der Wind- und Sonnenenergie sprach, um die begrenzten Ressourcen der Welt zu schonen. Tesla sprach von einer „freien Energie", die immer und überall vorhanden ist und die jeder kostenlos nutzen könnte. Da hielten ihn immer mehr Leute für äußerst skurril.

Ein Spinner in der Öffentlichkeit

Nikola Tesla störte das jedoch nicht. Er wies später Radiosignale aus dem Weltall nach und glaubte sogar daran, dass diese von fremden Intelligenzen stammen könnten. Westinghouse, der einst Tesla das Patent für dessen Wechselstromsystem abluchste, zog sich völlig aus allen Geschäften zurück und verweigerte dem genialen Erfinder ab sofort jede weitere Unterstützung. Nikola Tesla ging bankrott und war 1915 absolut zahlungsunfähig. Und auch von seinen weiteren Erfindungen sah er kein Geld mehr. Stattdessen wurde er als Spinner in der Öffentlichkeit lächerlich gemacht.

Geheimnisvoller Nachlass

Während Physiker wie Ferdinand Braun oder Guglielmo Marconi die Tesla-Patente weiter entwickelten und Nobelpreise einheimsten, erhielt der große Meister selbst keinen. Im Jahr 1943 verstarb dann der einst so großartige Erfinder in New York völlig verarmt im Alter von 86 Jahren. Obwohl seine Erfindungen die moderne Welt nachhaltig verändert und verbessert haben, kamen nur ganz wenige Menschen zu seiner Beerdigung. Sein Nachlass wurde schließlich illegal beschlagnahmt, um die hinterbliebenen Arbeiten Teslas auf Nimmerwiedersehen verschwinden zu lassen. Dem Geheimdienst waren Teslas Arbeiten offensichtlich zu unheimlich, so dass diese nun als großes Geheimnis bis in alle Ewigkeit irgendwo verborgen bleiben.

Die Hochfrequenz-Heiltherapie

Aber ein gewisses Happy End soll diese Story dennoch haben. Denn eine ganz besondere Erfindung von Nikola Tesla ist der therapeutische Einsatz von Wechselstrom in Form des sogenannten Hochfrequenz-Heilapparates. Dieser Heilapparat gehörte vor rund 100 Jahren fast schon zur Standardausstattung eines normalen Haushaltes wie zum Beispiel heute ein Haartrockner. Fast jeder Haushalt hatte einen Koffer mit diesem Apparat und viele Glaselektroden im Hause.

Ein beliebter Heilapparat

Die Behandlung mit diesem Hochfrequenzgerät war absolut angesagt und auch höchst effektiv in den Bereichen Medizin, Gesundheitsvorsorge, Schönheit und Wohlbefinden. Doch dann entwickelte die Pharmaindustrie das erste lebenswichtige Antibiotikum und stellte den Hochfrequenz-Heilapparat in zahlreichen Medienkampagnen als billigen Humbug dar. Der Hochfrequenz-Stab wurde fortan als Heilmittel von der Pharmawelt massiv boykottiert und als hochgefährliche Medizin dargestellt. Die Menschen glaubten dies – und so wurde dieses wunderbare Heilgerät gezielt vom Markt verdrängt.

Happy End für Sie

Aber heute findet die Hochfrequenz-Therapie wieder ihre Berechtigung in der Medizin, allerdings in Weiterentwicklung und unter dem Begriff Plasma-Medizin. Gerade erst im Juni 2013 wurde in Deutschland das erste medizinische Gerät zur Plasma-Therapie zugelassen. Jetzt ist ganz sicher: Diese Therapieform ist nach strengsten Medizinrichtlinien ausgiebig geprüft und offiziell zugelassen. Das heißt eindeutig, dass sie alles andere als Humbug ist und die kontraproduktiven Pharmaunternehmen sich in Zukunft warm anziehen dürfen. Und für mich ist nun ganz klar, dass die gute, altbewährte Hochfrequenz- bzw. Plasma-Therapie ihren Siegeszug in der Medizin antreten wird. Die Oxy-Medizin ist der Schlüssel zur modernen Plasma-Medizin, die die gesamte Medizinwelt revolutionieren wird. Wir werden es noch erleben! Lernen auch Sie diese einmalige Therapie am eigenen Leibe kennen und erleben Sie selbst die wunderbare Heilkraft dieser Wundermedizin. Erleben Sie einfach Ihr ganz persönliches Happy End – zum Beispiel das glückliche Ende eines langen Leidens oder von Beschwerden, die Sie mit diesem Zauberstab herbeiführen können.

Noch mehr über Nikola Tesla

Nikola Tesla kann man durchaus als Wegbereiter der Elektrotechnik bezeichnen. Er war bzw. ist der Erfinder von Schlüsseltechnologien in den Bereichen elektrische Beleuchtung, Elektromedizin, Drehstromtechnik, Hochfrequenztechnik, Hochspannungstechnik, Turbinentechnik, Telekommunikation und drahtlose Energieübertragung. Er entwickelte u.a. weckergroße Resonanzvibratoren, mit denen er Gebäude und Brücken ins Wanken brachte, ja sogar in einer seiner Präsentationen ein Erdbeben in New York hervorrief. Der Weltpresse erklärte er, dass man mit dieser Technik sogar die Erde spalten könne. Die Weiterentwicklung seiner „Todesstrahlen" sollte sogar Lichtgeschwindigkeit erreichen und dickste Panzerungen durchschlagen können. Mit seinen unglaublichen Arbeiten leistete Tesla die entscheidende Vorarbeit zum heutigen HAARP-Projekt. Dieses Projekt ist dermaßen ungeheuerlich, dass man es in wenigen Worten nicht beschreiben kann. Möglicherweise ist HAARP die stärkste Waffe im Universum, stärker als alle (Atom)Waffen dieser Welt. Angeblich wird dieses Projekt jedoch nur zu friedlichen Forschungszwecken genutzt – aber machen Sie sich doch einfach selbst ein Bild und durchforsten Sie das Internet nach HAARP. Sie werden aus dem Staunen nicht mehr herauskommen.

Wichtige Erfindungen von Nikola Tesla

- der Wechselstrommotor: die Grundlagen der gesamten Technik
- die Röntgenstrahlung, als selbst Herr Röntgen von dieser Strahlung noch nichts wusste
- Lichtbogenlampen, Leuchtstoffröhren
- die Tesla-Spule, die Grundlage für Radio, Funk und Fernsehen
- der therapeutische Einsatz von Wechselstrom
- die schaufellose Tesla-Turbine
- die Grundlagen der Solarenergie
- die Funkfernsteuerung und viele, viele Entwicklungen mehr, die allesamt die gesamte Technik-Welt bis heute verändert haben. Und gerade entwickelt man seine Hochfrequenz-Therapie weiter. Im Juni 2013 wurde das erste Gerät für die Medizin offiziell zugelassen. Wir dürfen auf die weitere Entwicklung gespannt sein.

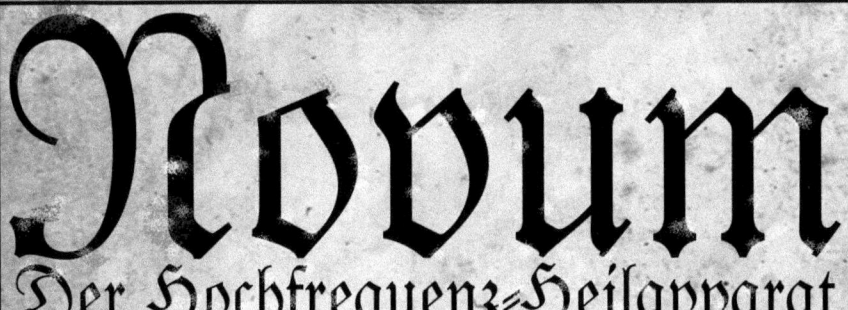

Novum

Der Hochfrequenz-Heilapparat

Die wohltuende Pflege von Gesundheit, Schönheit und Wohlbefinden der Dame

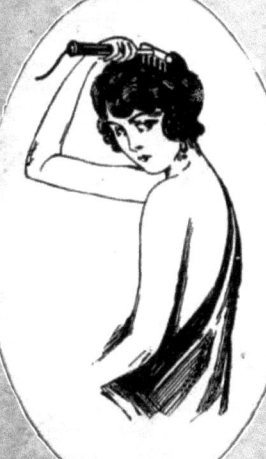

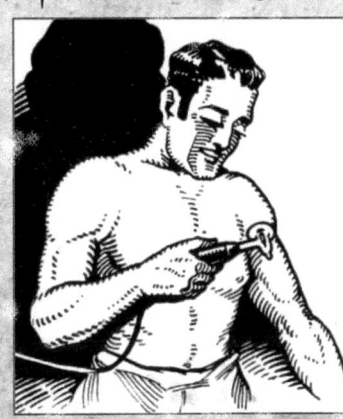

und des Herrn des Hauses von Welt.

Der alte HF-Heilapparat

Wie eine wundervolle Medizin trotz grandioser Erfolge in Vergessenheit geriet

03

03 Der alte HF-Heilapparat

Wie eine wundervolle Medizin trotz grandioser Erfolge in Vergessenheit geriet

Der Hochfrequenz-Heilapparat hat eine lange Geschichte. Bereits im Jahre 1880 entwickelte Nikola Tesla seine sogenannten Tesla-Ströme, die dann in ersten Hochfrequenzgeräten von diversen Herstellern eingesetzt wurden. Jaques-Arsène d'Arsonval hat ab 1892 diese Therapieform weiterentwickelt und in Ganzkörperbehandlungen eingesetzt. Die Behandlung mit hochfrequenten Tesla-Strömen wurde schließlich so populär, dass immer mehr Firmen auch Geräte für die Heimbehandlung entwickelten.

Exklusive Medizin für alle

Die Hochfrequenzgeräte für die Heimbehandlung wurden mit zahlreichen Glaselektroden in exklusiven Koffern angeboten, die mit äußerst hochwertigen Stoffen wie Samt oder Seide ausgekleidet waren. Wenn auch diese Koffer fast schon der pure Luxus waren, so achteten die Hersteller darauf, dass diese zu erschwinglichen Preisen angeboten wurden, damit auch jeder Haushalt so ein wundervolles Gerät sein eigen nennen konnte. Und so kam es auch, dass in den Jahren nach der Jahrhundertwende fast jeder Haushalt einen solchen Wunderkoffer besaß.

Ein Gerät der besonderen Art

Ein solcher Koffer enthielt ein kastenähnliches Steuergerät mit einem Drehregler für die Stromstärke, ein Handstück, das an das Steuergerät angeschlossen wurde und eine Anzahl unterschiedlicher Glaselektroden in allen möglichen Formen für alle möglichen Behandlungszwecke. Noch heute kann man mit etwas Glück im Internet ein original historisches Hochfrequenz-Gerät ersteigern. Solche Koffer mit den alten Geräten und exotischen Elektroden wirken heute aber eher wie Ausstellungsstücke aus einem Panoptikum der Kuriositäten. Damals hatte man wirklich für alle Körperteile und -öffnungen spezielle Elektroden, die sehr ungewöhnlich aussahen. Dennoch sind viele dieser uralten Geräte noch heute voll funktionsfähig. Allerdings haben sie veraltete Porzellan-Stecker und alte Kabel, die den heutigen Sicherheitsanforderungen nicht gerecht werden. Würde man ein solches Hochfrequenzgerät nun an eine heutige Steckdose anschließen, so darf man schon mit einem Kurzschluss rechnen. Deshalb sind solche alten Koffer eher etwas für Liebhaber von alten Medizingeräten und zur Ausstellung in einer Vitrine.

Millionenfach und überall bewährt
Die Hochfrequenz-Strahlengeräte wurden über Jahrzehnte im letzten Jahrhundert von zahlreichen Herstellern produziert. Diese Apparate wurden in millionen Haushalten, in Kliniken, von Ärzten und Heilpraktikern gegen alle möglichen organischen und auch psychischen Leiden eingesetzt. Die universelle Einsetzbarkeit der Hochfrequenz-Geräte machte diese fast schon zur Wundermedizin. In der Zeit zwischen den beiden Weltkriegen erlebte die Hochfrequenz-Therapie ihre Hochkonjunktur.

Für Kranke und Gesunde
In den Bedienungsanleitungen zu den Hochfrequenz-Heilapparaten wurde damals empfohlen, dass jedermann diese Geräte zur Vorbeugung und Behandlung von Erkrankungen aller Art anwenden sollte. Sportler, angestrengt körperlich und seelisch Arbeitende sollten diese Geräte nutzen, um sich energetisch wieder aufzuladen. Ob Schmerzen aller Art, Gelenkbeschwerden, Rheumatismus, Hexenschuss, Erschöpfungszustände und bei noch unendlich vielen weiteren gesundheitlichen Problemen oder auch perfekt zur Schönheitspflege – Hochfrequenz-Heilapparate waren wirklich in aller Munde. Alle Leute damals kannten diese Geräte, die meisten besaßen eines.

Bei Beschwerden von A bis Z
Akute wie chronische Leiden wurden mit diesen Wunderstäben äußerst erfolgreich behandelt. Für fast alle Krankheiten und Schönheitsprobleme von A bis Z gab es exotische Spezial-Elektroden zur Behandlung mit der Hochfrequenzstrahlung. Gesunde Menschen profitierten von der vorbeugenden und Energie spendenden Wirkung dieser Geräte. Und so gesellten die Hochfrequenz-Heilapparate sich mehr und mehr zu den klassischen Hausmitteln aus Omas Nähkästchen zur Behandlung von Beschwerden aller Art.

Ein absoluter Bestseller

Ein besonders großer Anhänger der Hochfrequenz-Therapie war Paul Peter Ewald, der Leiter der Wissenschaftlichen Hochfrequenz- und Lichtforschung in München. Er verfasste u.a. das Buch „Fortschritte der Hochfrequenztherapie", das reißenden Absatz fand. Im Jahre 1928 erschien dieser Bestseller bereits in der 100. (hundertsten!) Auflage. Die Menschen damals waren dermaßen begeistert und absolut überzeugt von der Hochfrequenztherapie, dass die Bücher von Ewald wie warme Semmeln verkauft wurden.

Von den Nazis verboten

Doch vor dem 2. Weltkrieg setzten die Nazis in Deutschland Ewald auf die Liste der verbotenen Bücher. In den Wirren des Krieges ging schließlich das Wissen um die Hochfrequenztherapie komplett unter. Die Bevölkerung hatte nun wahrlich ganz andere Sorgen und kümmerte sich immer weniger um ihre Wunderstäbe. Die edlen Hochfrequenz-Koffer kamen in den meisten Haushalten abhanden oder wanderten auf den Dachboden oder in den Keller, wo sie langsam verstaubten und so in Vergessenheit gerieten.

Pharmaindustrie contra Hochfrequenz

Eine neue Revolution in der Medizin bahnte sich an. Nach der Entdeckung des Penicillins begann 1942 die erste industrielle Produktion dieses Antibiotikums. Damit startete die Pharmaindustrie einen wahren Siegeszug in der Medizin. Von nun an war Penicillin das Wundermittel schlechthin. Und die Pharmahersteller duldeten keinerlei Konkurrenz neben ihrem Wunderprodukt und machten andere Therapieformen wie die Hochfrequenztherapie nieder.

Das Ende einer Wunder-Medizin

Die Hochfrequenz-Heilapparate wurden als gefährliches Elektrozeugs und Scharlatanerie abgetan. Das hat dann dieser wundervollen Hochfrequenz-Medizin den letzten Rest gegeben. Die alten Hochfrequenz-Koffer verstaubten jetzt erst recht auf den Dachböden oder in den Kellern ihrer Besitzer und wurden nie wieder benutzt. Das war das Ende einer wundervollen Medizin, die doch einst so heilbringend war. Stattdessen waren nun diese Penicillin-Pillen in aller Munde – inklusive aller möglichen Nebenwirkungen.

Die Hochfrequenzströme als Heilmittel

Unfälle, Krankheitskeime, Alterserscheinungen bedrohen die Lebensfunktionen. Eigene Verschuldungen des Menschen sind Unmäßigkeit bei der Nahrungsaufnahme, beim Genuß des Alkohols, des Nikotins u.a.

Die Erkrankungen des Körpers erfolgen durch eine Ansammlung von Krankheits- oder von verbrauchten Stoffen, welche nicht auf normale Weise oder nicht schnell genug aus dem Blut entfernt werden. Hier setzt nun die noch immer geheimnisvolle Kraft der Elektrizität ein bei der Entfernung der angesammelten Krankheitsstoffe, indem sie den Stoffwechsel beschleunigt, den gesamten Organismus stärkt und den geregelten Blutumlauf wieder herbeiführt.

Bei allen Krankheiten, welche auf Blutstockungen zurückzuführen sind, wendete man seit vielen Jahren, insbesondere bei gelähmten Menschen, Elektrizität zur Stärkung der Muskeln und Nerven an. Oft wurde infolgedessen das Gegenteil, eine Verschlimmerung der Krankheitserscheinungen herbeigeführt. Man wendet auch heute weiter noch dieselben Induktionsströme an vermittest eines Apparates, in welchem die Gleichstrombatterie eingebaut ist. Diese Ströme haben aber einerseits nicht dieselbe hohe Heilwirkung als die Hochfrequenzströme. Andererseits ist die Anwendung solcher Apparate sehr umständlich und der Preis so hoch, daß nicht jeder Haushalt an die Anschaffung denken kann. Erst die Hochfrequenzströme ermöglichen den Bau von kleinen Handapparaten, welche Tag und Nacht gebrauchsfertig und deren Preis für jedermann erschwinglich sind.

Was sind nun Hochfrequenzströme?

Hochfrequenzströme sind Wechselströme von hoher Spannung, etwa 100000Volt, und hoher Schwingungszahl, zirka eine Million in der Sekunde. Wegen der hohen Schwingungszahl und wegen der niedrigen Stromstärke verlieren die Hochfrequenzströme nicht allein ihre Gefährlichkeit, sondern sie bringen den Menschen Nutzen. Im Gefolge ihrer Heilkraft erscheint ergänzend das Ozon. Die Bildung des Ozons geschieht beim Überspringen der Funken aus der Glaselektrode auf die Haut. Die Hochfrequenzströme spalten in diesem Augenblick aus der atmosphärischen Luft den Stickstoff ab und bilden den gesättigten Sauerstoff-Ozon. So haben wir also zwei Heilfaktoren, den Hochfrequenzstrom und das Ozon. Man kann die Heilwirkungenn zergliedern und so bezeichnen:

Gesunderhaltung des gesunden Menschen
Heilung von Krankheiten
Verjüngung und dadurch Verlängerung der Lebenskraft

Professor Dr. Eberhart im „Handbuch der Hochfrequenz-Therapie":

Die Hochfrequenzströme

1. verstärken die Blutzufuhr zum behandelten Teil (Hyperämie)
2. erhöhen die Oxydation und lokale Ernährung
3. erhöhen die Sauerstoffversorung des Blutes
4. erhöhen die Sauerstofftätigkeit im Blut
5. erhöhen die Ausscheidung des Kohlendioxydes
6. erhöhen die Tätigkeit der Ausscheidungsorgane
7. erhöhen die Menge der Ausscheidungen
8. befreien Ozon, Sauerstoff, der vom Patienten eingeatmet wird und vom Strom auch direkt in die Gewebe geführt wird
9. erhöhen die Körperwärme
10. sie dienen als lokaler Bazillenzerstörer
11. milde oder mittlere Funken regen an oder besänftigen, je nach Länge oder dem Charakter der Anwendung
12. starke Funken sind verbrennend

„Diese Wirkungen sind nicht nur lokal. Der Strom durchzieht den Körper in alle Richtungen vom Eingangspunkt aus, ist aber narürlich am stärksten in seiner Wirkung am Eingangspunkte. Längere Anwendung der Vakuum-Elektrode erzielt systematische Erfolge."

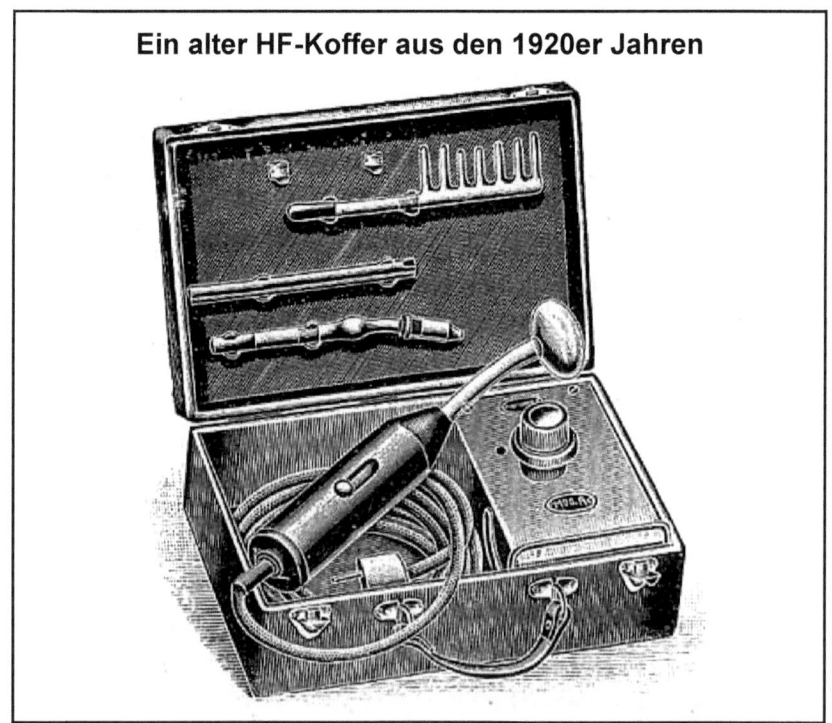

Ein alter HF-Koffer aus den 1920er Jahren

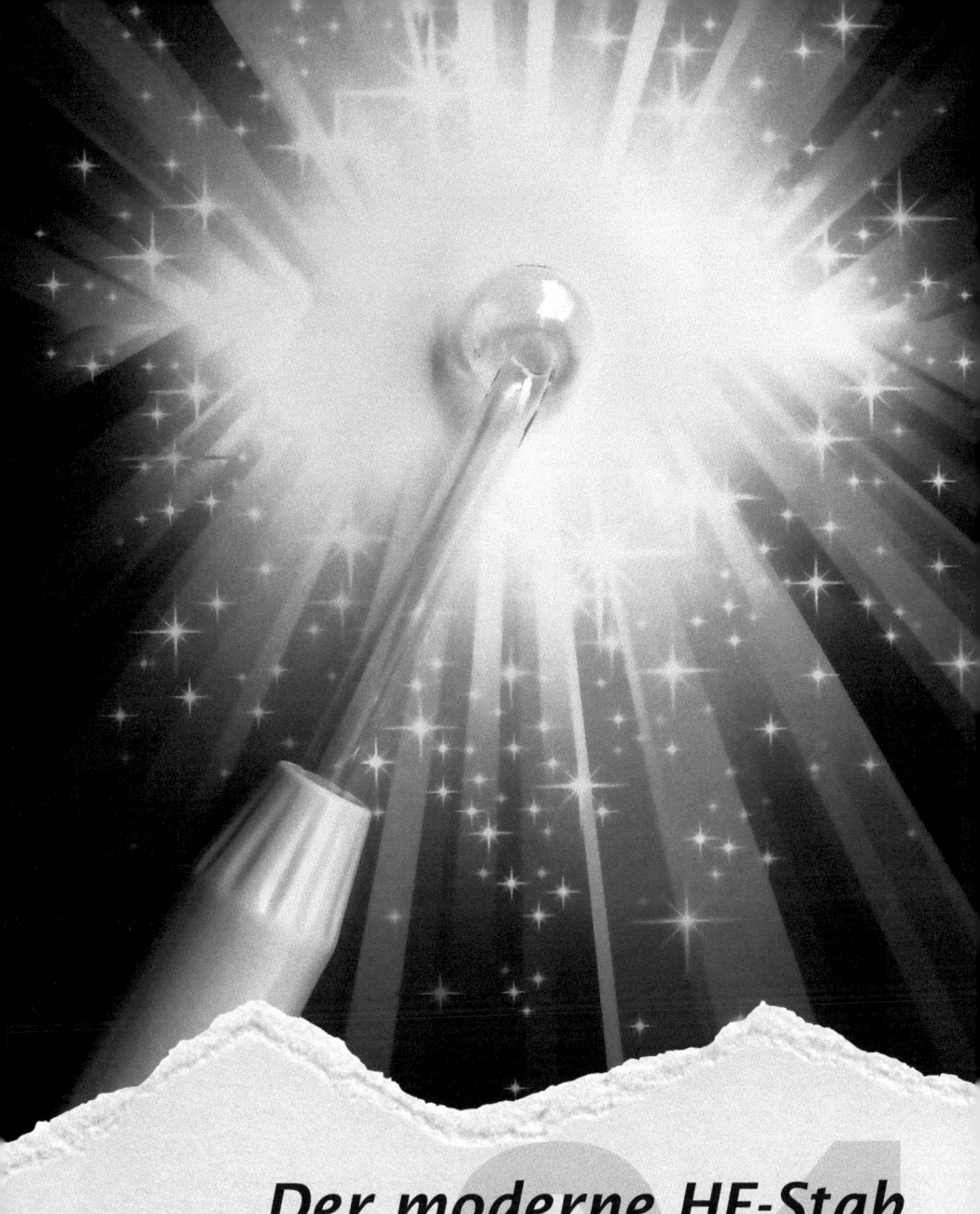

Der moderne HF-Stab

Eine alternative Heilmethode
aus Naturheilpraxis und Kosmetik
zur Vorbeugung, Pflege und Therapie

Der moderne HF-Stab

Eine alternative Heilmethode
aus Naturheilpraxis und Kosmetik
zur Vorbeugung, Pflege und Therapie

Im Laufe der Jahrzehnte hat sich die Hochfrequenz-Therapie bis heute nicht wesentlich verändert. Eine nahezu perfekte Methode kann man schließlich auch kaum verbessern. Selbst die heutigen Hochfrequenz-Geräte haben sich in ihrem Aussehen nur unwesentlich verändert. Es gibt nach wie vor kastenähnliche Generatoren, an welche man Handstücke anschließt. Und es gibt auch kompakte Handstücke aus Kunststoff, in die die Generatoren bzw. Tesla-Spulen bereits eingebaut sind. In die Handstücke steckt man dann die gewünschten Glaselektroden, um eine Behandlung durchzuführen.

Alles wie beim Alten

Diese Glaselektroden besitzen am Ende eine Kontaktstelle aus Metall, die man passgenau in das Handstück stecken kann. Sie sind mit Luft oder Gas gefüllt und leuchten je nachdem bei der Behandlung in unterschiedlichen Farben auf. Je nach Anwendungszweck sind diese Elektroden unterschiedlich geformt, um eine ideale Behandlung von verschiedenen Körperarealen zu ermöglichen. Je kleiner die Elektrodenspitze ist, desto intensiver ist dort die Hochfrequenzstrom-Entladung. Soweit ist bei der Hochfrequenz-Therapie alles beim Alten geblieben.

Weniger Elektroden

Die einzige Veränderung, die bei der Hochfrequenz-Therapie auffällt, ist die verminderte Anzahl der Elektroden. Gab es vor 100 Jahren noch unendlich viele Elektroden für alle möglichen Körperteile und -öffnungen, so besinnt man sich heute auf die wichtigsten Elektrodenformen, mit welchen man ebenfalls alle möglichen Körperteile behandeln kann. Eine Ausnahme stellen sogenannte Violet Wands dar, die für erotische Spielchen eingesetzt werden. Hier kommen spezielle Elektroden zum Einsatz, die ein wahrhaft prickelndes Vergnügen versprechen. Aber von diesen

Spielchen handelt dieser Ratgeber nicht. Falls Sie dennoch mehr darüber wissen möchten, so scheuen Sie sich nicht, das Internet danach zu durchforsten.

Vielseitige Heilmethode

Wenn auch die Hochfrequenz-Behandlung als klassische Volksbehandlung in Vergessenheit geraten ist, so hat sie dennoch in der Naturheilkunde und in der Kosmetik einen festen Platz einbehalten. In der modernen Naturheilpraxis ist die Hochfrequenz-Therapie eine bewährte Methode mit einem breiten Behandlungsspektrum. Besonders hervorzuheben sind Behandlungen von Erkrankungen des gesamten Bewegungsapparates wie zum Beispiel Gelenkbeschwerden oder Rheuma, von Wundheilungsstörungen, Hauterkrankungen, Akupunkturbehandlungen, Reflexzonenbehandlungen, Stoffwechselanregungen u.v.m. In der Kosmetik findet die Hochfrequenz-Bestrahlung idealerweise Anwendung bei Hautproblemen wie zum Beispiel Akne, Hautalterung mit Faltenbildung, Hauterschlaffung und Altersflecken und zur Einschleusung von hochwirksamen Substanzen in die Haut. Das (fast) unerschöpfliche Anwendungsspektrum der Hochfrequenz-Therapie werden Sie später noch in diesem Ratgeber kennenlernen.

In den USA ein Renner

Einige findige Hersteller von Beauty-Geräten haben die Hochfrequenz-Behandlung für ihre Oxy-Geräte genutzt. So habe ich in den vergangenen Jahren einen sogenannten Derma-Wand erworben, der eigentlich nichts anderes ist, als ein Mini-HF-Stab mit einer Mini-Glaselektrode, die direkt am Handstück fest verbaut ist. Dieser Derma-Wand wird als Wundergerät zur Behandlung der Haut vermarktet. In den USA ist das Gerät ein Renner, bei uns ist man noch zurückhaltend. Ich habe das Gerät lange benutzt und kann sagen, dass ein richtiger HF-Stab wesentlich effektiver und vielseitiger ist. Für die Reise ist wohl so ein kompakter Derma-Wand nützlich.

Einfache Anwendung

Wie wendet man nun eigentlich so einen HF-Stab an? Ganz einfach: man steckt eine Glaselektrode in die vorgesehene Öffnung im Handstück, steckt dann erst den Stecker in die Steckdose. Danach kann die Behandlung beginnen. Es empfiehlt sich erstmal eine Test-Behandlung, um das

Gerät besser kennenzulernen. So berührt man zunächst mit der Elektrode die Haut am Körper oder im Gesicht und schaltet schließlich das Gerät ein. Meist haben die HF-Stäbe einen Drehschalter am Ende des Handstücks, womit das Gerät eingeschaltet und die Stromstärke eingestellt wird. Zu Beginn sollte man immer mit der geringsten Stärke beginnen. Die Glaselektrode leuchtet, je nach Gasfüllung, orange (Neon-Gas) oder blau (Argon) auf. Ein leises Knistern ist zu hören, sensible Menschen spüren auf der Haut ein zartes Kribbeln. Wenn man die Stromstärke erhöht, dann wird das Leuchten intensiver, das Knistern lauter und das Kribbeln deutlicher. Nebenbei nimmt man einen leichten, frischen Ozongeruch wahr, der ein fester Bestandteil der Behandlung ist.

Hochfrequenz plus Heil-Ozon

Wenn man die Elektrode im eingeschalteten Zustand langsam von der Haut abhebt, dann springen zarte Funkenentladungen von der Elektrode auf die Haut über. Je höher die Stromstärke eingestellt ist, desto stärker sind dann auch die Funkenentladungen. Durch diese Funken wird die normale Luft ozonisiert, was schließlich den Ozongeruch verursacht. Dieses Ozon hat typische Wirkungen, die bei der Hochfrequenz-Therapie gezielt genutzt werden. Später erfahren Sie darüber noch mehr.

Einfaches Wirkprinzip

Vereinfacht lässt sich die Wirkung der Hochfrequenz-Bestrahlung wie folgt erklären: Bei Schwäche, Organ-Funktionsstörungen oder Erkrankungen vermindert sich die normale Zellspannung. Diese wird durch die Hochfrequenzstrahlung wieder spürbar auf ein gesundes Maß angehoben. Das bei der Behandlung entstehende Ozon kann direkt auf der Haut und durch die Haut hindurch wirken und so die Sauerstoffzufuhr des Blutes und der Lymphe erhöhen. Das wirkt vitalisierend und kräftigend auf die Zellen, was letztlich bei regelmäßiger Anwendung die Organ-Funktionsstörung beseitigt bzw. die Erkrankung lindert oder sogar heilt. Eine ausführliche Beschreibung der Wirkungsweise der HF-Behandlung folgt im nächsten Kapitel.

Kurze Behandlungszeiten

Grundsätzlich sollte man eine Therapie mit kurzen Behandlungszeiten von 2 bis 3 Minuten bei geringer Stromstärke beginnen. Je nach Reaktion kann man später die Behandlungszeit und die Stromstärke steigern. Bei der Behandlung wird die Elektrode über die Haut geführt und sollte nicht länger als 1 bis 2 Sekunden auf einer Stelle gehalten werden. Generell gilt: Geringe Stromstärken und kurze Behandlungszeiten wirken vitalisierend, während starke Stromstärken blockierend bis zerstörend wirken – was in der Medizin in bestimmten Fällen auch gezielt genutzt wird.

Wirkstoffe intensivieren

Auf trockener Haut gleiten trockene Elektroden nur sehr schlecht. Um die Gleitfähigkeit der Elektroden zu verbessern, kann und sollte man die Haut zuvor mit Creme, Gel, Öl oder auch Puder vorbehandeln. Zudem bewirkt die Hochfrequenzbestrahlung, dass Wirkstoffe aus solchen Präparaten wesentlich besser von der Haut aufgenommen werden. Bei einer Behandlung nutzt man ganz gezielt diesen Effekt. Aber Vorsicht: man sollte niemals alkoholische Lösungen oder sonstige leicht entflammbare Mittel verwenden, weil die Funkenentladungen diese entzünden könnten.

Gegenanzeigen gibt es auch

Eine Hochfrequenz-Behandlung sollte man nicht anwenden, wenn man an einer Herzerkrankung leidet, einen Herzschrittmacher oder ähnliche Geräte oder Implantate trägt. Auch schreiben alte Bedienungsanleitungen vor, dass man einen HF-Stab nicht bei Entzündungen, schweren Verletzungen oder offenen Wunden anwenden soll. Ich weiß aber aus Erfahrung, dass gerade bei solchen Indikationen die HF-Therapie fast schon wahre Wunder bewirkt. Ich selbst habe kleinere Hautentzündungen, ein geschwollenes Oberlid des Auges, eine größere Schnittwunde, heftige Insektenstiche und viele weitere Beschwerden erfolgreich mit der HF-Bestrahlung behandelt. Lassen Sie einfach Ihren gesunden Menschenverstand entscheiden, wann Sie diese Behandlung einsetzen möchten.

Die neue Plasma-Medizin

Der gesunde Menschenverstand hat letztlich auch dazu geführt, dass die Medizin diese wundervolle Therapieform wieder neu entdeckt und weiterentwickelt hat. Wie ich bereits schon geschrieben habe, ist im Juni 2013 nach unendlichen und ausgiebigen Prüfungen das erste Gerät für die neue Hochfrequenz-Behandlung zugelassen worden. Nur heißt jetzt diese Behandlung Plasma-Therapie, ist aber tatsächlich die HF-Therapie in einer weiterentwickelten Form. Das erste Plasma-Medizingerät, das ich gesehen habe, sieht den bewährten Hochfrequenz-Medizingeräten auch sehr ähnlich. Wie ich ja schon gesagt habe: etwas Perfektes kann man kaum noch verbessern. Ich finde es aber sehr gut, dass die Medizin sich offiziell dieser Therapieform bedient – dann kann sie wenigstens nicht mehr hingehen und diese als Humbug verteufeln. Im Gegenteil: die Entwicklung der Plasma-Medizin beweist, dass die Hochfrequenz-Therapie schon immer hochwirksam war und ist. Diese Therapie ist nun unwiderruflich wissenschaftlich fundiert – eine echte Revolution also!

Der HF-Stab und die Elektroden

1. Flächen-Elektrode: perfekt für Gesicht und Körper
Diese Elektrode ist rund, hat einen Durchmesser von ca. 3 cm, und gleitet mit ihrer glatten Oberfläche perfekt über die zuvor mit Creme oder Gel behandelte Haut. Eine Elektrode für alle möglichen Anwendungen.

2. Rauten-Elektrode: ideal für kleinere Flächen
Diese Elektrode ist etwas kleiner, wirkt dadurch etwas intensiver.

3. Punkt-Elektrode: bei Pickeln, Insektenstichen etc.
Eine perfekte Elektrode zur Punktbehandlung bei Pickeln, kleineren Entzündungen und für kleine Hautflächen. Die Strahlung wirkt am Kugelkopf besonders intensiv. Auch zur Akupunktur.

4. Kamm-Elektrode: für die Kopfhaut, bei Haarausfall etc.
Der Kamm ist wie geschaffen für eine Kopfhautbehandlung. Lange Haare sollte man vor der Behandlung entwirren, denn der Glaskamm könnte bei zu starkem Druck brechen.

5. Rollen-Elektrode: zum Einschleusen von flüssigen Wirkstoffen
Diese Elektrode wird besonders gerne in Kosmetik-Instituten verwendet, um Wirkstoffe aus Pflege-Ampullen in die Haut zu schleusen. In der Naturheilpraxis führt man damit das sogenannte Biolifting durch.

6. Stab-Elektrode: zur allgemeinen Energetisierung, Vitalisierung
Diese Elektrode ist hauptsächlich dazu gedacht, dass man diese mit einer Hand umfasst und bei geringer Stromstärke Energie in den Körper leitet.

7. Hals-Elektrode: ideal für Hals, Nacken, Gelenke
Mit dieser Elektrode kann man größere Hautflächen wie Hals oder Knie „am Stück" behandeln.

8. Fulgurations-Elektrode: entfernt Warzen, Wucherungen etc.
Ein „heißes" Eisen. Denn an der Metallspitze kommt es zu sehr starken Blitzentladungen, die zum Beispiel Warzen regelrecht wegblitzen. Die Behandlung ist unangenehm und eigentlich nur einem Arzt vorbehalten.

Der HF-Stab

1

2

3

4

5

6

7

8

Bitte aufpassen

Eigentlich ist es schon selbstverständlich, dass man elektrische Geräte nicht in der Nähe von Wasser benutzen sollte. Dennoch möchte ich deutlich darauf hinweisen, dass weder das HF-Gerät noch die Elektroden feucht oder gar nass sein sollten, wenn man diese benutzt – die zu behandelnde Haut hingegen darf mit Creme oder Gel eingerieben sein. Auch sollte man bei eingeschaltetem Gerät den Kontakt zur Elektrodenfassung dringend vermeiden, weil sonst ein Stromschlag droht, der zwar harmlos ist, dafür aber ganz schön erschreckt. Also: Immer nur mit den Elektrodenköpfen behandeln. Bitte niemals „Vollgas" geben und das Gerät einfach voll aufdrehen, um volle Power zu erreichen. Mehr bringt hier nicht mehr. Nach der Behandlung sollte man das Gerät ausschalten, den Stecker ziehen und danach die Elektrode aus dem Handstück entfernen. Die Glaselektrode kann anschließend mit etwas Wasser oder Alkohol vorsichtig gereinigt und abgetrocknet werden.

Hier kann man einen HF-Stab kaufen

HF-Stäbe gibt es in den unterschiedlichsten Ausstattungen mit verschiedenen Elektroden. HF-Stäbe mit einem üblichen Standard-Satz von vier Elektroden reichen, um sämtliche Behandlungen in diesem Ratgeber durchzuführen. Weitere Elektroden findet man in größeren HF-Geräte-Angeboten oder solo bei ebay. So finden Sie Ihren persönlichen HF-Stab: Geben Sie zum Beispiel bei google, amazon oder ebay die Begriffe

„HF-Stab"
„Hochfrequenz-Stab"
„High Frequency Device"

oder weitere Begriffe nach Ihren persönlichen Suchgewohnheiten ein. Dann eröffnet sich Ihnen schon ein ansehnliches Angebot an entsprechenden Geräten. Ich habe meine Geräte übrigens aus China und den USA. Hier sollte man jedoch darauf achten, dass die Händler Geräte mit Euro-Stecker versenden. Nutzen Sie einfach die Suche im Internet und kaufen Sie das Gerät, das Ihnen am meisten zusagt. Wenn Sie eine Beratung benötigen oder Fragen zu den Geräten haben, dann erkundigen Sie sich bitte immer vor dem Kauf direkt beim Händler und stellen Sie diesem Ihre persönlichen Fragen. Kaufen Sie schließlich das Gerät, wenn es Ihren Bedürfnissen gerecht wird.

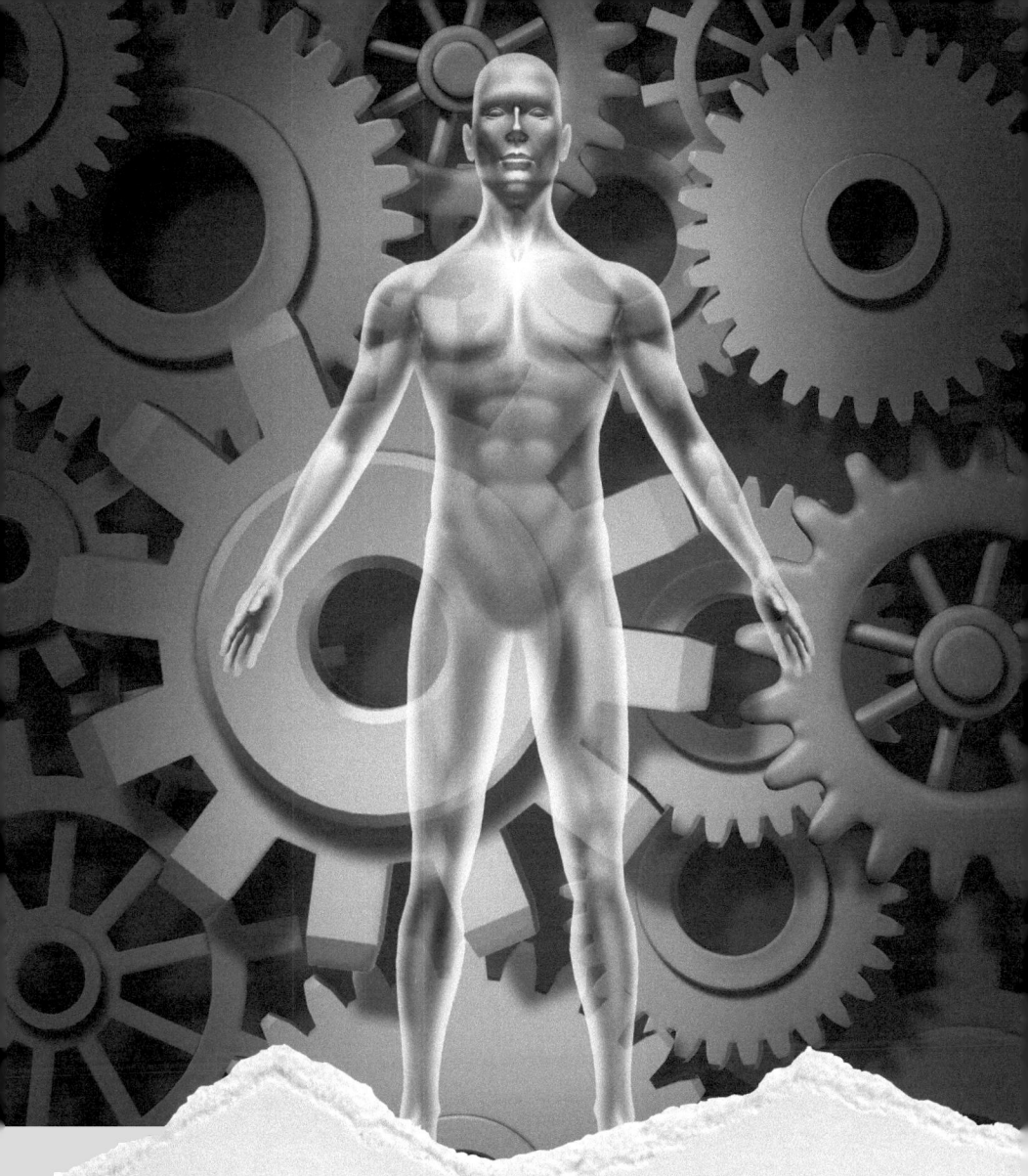

So wirkt die HF-Therapie

Eine vielseitige Ganzheitsmedizin mit einem breiten Wirkungsspektrum in Gesundheit, Schönheit und Wohlbefinden

05

So wirkt die HF-Therapie

Eine vielseitige Ganzheitsmedizin mit einem breiten Wirkungsspektrum in Gesundheit, Schönheit und Wohlbefinden

Eine Behandlung mit dem HF-Stab ist absolut einfach und im höchsten Maße wirksam. Ich selbst kenne kaum eine Behandlungsmethode, deren Wirkungsspektrum so breit gefächert ist. Sobald das Gerät eingeschaltet wird, startet auch schon eine wundersame Behandlung. Mit Hilfe des Tesla-Generators im Handstück werden die mit Gas gefüllten Glaselektroden unter Strom gesetzt und zum Leuchten gebracht.

Heilsame Mini-Blitze

An der Spitze der Elektroden, in direkter Nähe zur Haut, entsteht dann durch feinste Funkenentladungen bzw. Mini-Blitze heilsames Plasma durch die Energieaufladung von Sauerstoff aus der Luft. Dabei ändert sich der Zustand des Sauerstoffs über eine chemische Reaktion zu Ozon-Sauerstoff, der aber kurze Zeit später wieder zu normalem Sauerstoff zerfällt. Dadurch wird kurzfristig höchst aktiver Singulett-Sauerstoff freigesetzt, der letztlich die Plasmawirkung ausmacht. Die Wirkung ist so überzeugend, dass wir in Zukunft noch viel davon hören werden.

Kaltes Plasma wirkt Wunder

Plasma ist ein höchst reaktionsfreudiger Gaszustand, der u.a. Oberflächen oxidiert, im Falle der HF-Behandlung ist es die Hautoberfläche. Dieses sogenannte kalte Plasma reagiert zum Beispiel an der Bakterienzellmembran und führt so binnen weniger Sekunden zum Tod von Bakterien. Darüber hinaus killt kaltes Plasma nicht nur krank machende Bakterien, sondern auch Viren und Pilze – und das sehr zuverlässig und ohne Nebenwirkungen wie zum Beispiel bei chemischen Medikamenten. Im Gegensatz zu Antibiotika sind gefährliche Resistenzen ausgeschlossen. Zusätzlich wirkt Plasma desinfizierend und reichert das behandelte (Haut)Gewebe mit wertvollem Sauerstoff an. Das wiederum steigert den Zellstoffwechsel und fördert die Durchblutung.

Heilung durch Longitudinalwellen

Schon jetzt ist erkennbar, welch großes Wirkungsspektrum und wieviele Anwendungsgebiete diese wundervolle Plasmamedizin hat. Aber die Plasmawirkung ist noch nicht alles bei dieser Therapieform. Schon Tesla hat einst entdeckt, dass die besondere Wirkung seiner Hochfrequenz-Therapie neben der Ozonwirkung – heute als Plasmawirkung bezeichnet – auch durch sogenannte Longitudinalwellen zustande kommt. Diese Wellen durchfluten von der Behandlungsfläche ausgehend den menschlichen Körper.

Störungen werden korrigiert

Wenn diese Longitudinalwellen schließlich auf ein erkranktes Organ treffen, so wird eine spezifische Heilreaktion dadurch ausgelöst. Kranke Organe haben nämlich eine gestörte elektrische Ladungsverteilung, die durch diese Longitudinalwellen wieder in Ordnung gebracht wird. Eine sanfte Wärmeentwicklung, die durch eine beschleunigte Molekülbewegung im Gewebe entsteht, unterstützt den Heilprozess zusätzlich. Diese heilungsfördernde Erwärmung kennt man in der Medizin auch als sogenannte Diathermie.

Aufladung durch Energieströme

Durch eine HF-Bestrahlung im direkten Elektroden-Hautkontakt wird man positiv aufgeladen, während eine Bestrahlung in geringem Abstand zur Haut den Körper negativ auflädt. Die positive Aufladung bewirkt eine Ansäuerung und damit Anregung des Sympathikus. Eine negative Aufladung bewirkt eine Alkalisierung und damit eine Anregung des Parasympathikus.

Stimulierend oder beruhigend

Der Sympathikus wirkt, vereinfacht gesagt, stimulierend auf Stoffwechselprozesse, während der Parasympathikus beruhigend wirkt. Diese Wirkungen beeinflussen die Haut, die Muskeln, das Blut und den Blutdruck, die Blutgefäße und die Ausscheidung von Abfall- und Giftstoffen. Aber auch die Leistungsfähigkeit von Herz und Lunge sowie das Zentralnervensystem werden durch eine HF-Bestrahlung positiv beeinflusst. Je nach Behandlungsart wirkt sich die Behandlung stimulierend oder beruhigend aus. Auf diese Weise ist die HF-Therapie bei vielen Beschwerden universell einsetzbar.

Allgemeine Wirkung der HF-Bestrahlung

1. Aktiviert den Stoffwechsel

Der Hochfrequenzstrom und das Licht in der Glaselektrode spenden den Körperzellen wichtige Bioenergie und heben damit die innere Zellspannung an. Bei Überlastung, Stress oder Erkrankung sinkt die Zellspannung stark ab. Bereits eine niedrige Einstellung des Hochfrequenz-Stabes reicht aus, um diese Zellspannung wieder auf ein gesundes Maß anzuheben. So wird der Stoffwechsel in den Zellen und im Gewebe spürbar aktiviert und gestärkt, so dass deren Leistung auf Molekülebene wieder normalisiert wird. Diese Energetisierung wirkt allgemein vitalisierend, heilungsfördernd und krankheitsvorbeugend. Nach einer HF-Behandlung kann man diese positive Energie deutlich spüren.

2. Steigert die Durchblutung

Die Hochfrequenzschwingungen bewirken eine Erhöhung der Blutzufuhr und damit eine Erwärmung im behandelten Areal. Durch die gesteigerte Durchblutung werden Zellen und Gewebe verstärkt mit wichtigen Vitaminen, Mineral- und Nährstoffen sowie Enzymen und Hormonen versorgt, was zu einer erhöhten Zellaktivität führt und den Heilprozess bei Störungen und Erkrankungen deutlich fördert. Die spürbare Erwärmung, die man ja auch als Diathermie bezeichnet, ist besonders wohltuend bei Beschwerden wie Rheuma, Gicht oder Arthrose. Alle Leiden, die bei Wärmezufuhr Linderung erfahren, profitieren von der Hochfrequenz-Behandlung.

3. Wirkt gegen Bakterien, Viren und Pilze

Durch die Funkenentladung zwischen Glaselektrode und Haut wird wertvolles Ozon erzeugt. Dieses Ozon ist besonders aggressiv gegen Keime, Erreger und Parasiten aller Art, ohne jedoch gesunde Zellen oder Mikroorganismen anzugreifen. Sogar multiresistenten Keimen kann damit der Garaus gemacht werden. Während Schädlinge zuverlässig abgetötet werden, erhalten gesunde Zellen lebenswichtigen Ozon-Sauerstoff. Um den Erfolg einer antibakteriellen, antiviralen oder antimykotischen Wirkung sicherzustellen, ist allerdings eine regelmäßige Behandlung über einen längeren Zeitraum notwendig. Nur so können Erreger auch zuverlässig und nachhaltig abgetötet werden.

4. Entschlackt und entgiftet

Das Ozon bei der HF-Behandlung ist nicht nur an der Hautoberfläche wirksam, sondern es dringt auch durch die Haut hindurch ins Gewebe, ins Blut und in die Lymphe, wo es Sauerstoff freisetzt. Der Ozon-Sauerstoff neutralisiert Freie Radikale, verbindet sich mit Giftstoffen und macht diese unschädlich. Damit unterstützt das Ozon äußerst wirkungsvoll die Ausscheidung von Giftstoffen, wirkt also entgiftend und entschlackend. Außerdem werden bei der HF-Behandlung, vor allem im Gesicht, geringe Mengen Ozon eingeatmet, was ebenfalls sehr heilsam für die Atemwege ist. Entgegen der weit verbreiteten Meinung, Ozon sei giftig, ist diese geringe Ozonmenge sehr wohltuend für den Körper. Schließlich heißt es nicht umsonst: die Dosis macht das Gift.

Ozon einfach erklärt

Ozon ist ein aus drei Sauerstoffatomen bestehendes Molekül. Es ist hochreaktiv und spaltet ein Sauerstoffatom ab, um möglichst schnell wieder zu stabilem Sauerstoff mit zwei Atomen zu werden. Das nun freie Sauerstoffatom, auch Singulett-Sauerstoff genannt, ist negativ geladen und stark bestrebt sich mit positiv geladenen Teilchen zu verbinden. Bakterien, Gifte etc. sind alle positiv geladen und gehen eine Verbindung mit dem freien Sauerstoff ein. So wirkt der Singulett-Sauerstoff entgiftend, entschlackend und keimtötend.

5. Gegen Schmerzen und Entzündungen

Die Kombination aus Hochfrequenzstrahlung, Licht, kaltem Plasma bzw. Ozon und Longitudinalwellen wirkt entkrampfend, schmerzlindernd und antiphlogistisch – gegen Entzündungen. Damit wird klar, dass die Hochfrequenztherapie universal bei allen möglichen Erkrankungen mit Entzündungsgeschehen und Schmerzen äußerst hilfreich ist. Mit der Hochfrequezbestrahlung kann man oft bessere Wirkungen erzielen als mit entsprechenden Medikamenten. Und das ohne Nebenwirkungen!

6. Wirkstoff-Verstärker

Die HF-Bestrahlung der Haut bewirkt eine sogenannte Elektroporation. Dadurch entstehen kleinste Poren bzw. Kanälchen in Zellmembranen und machen diese durchlässiger für Substanzen und Wirkstoffe aus Medikamenten und kosmetischen Produkten. Durch diese kurzfristig geöffneten Poren bzw. Kanälchen können Wirkstoffe gezielt und in hoher Menge in die Haut geschleust werden. Diese Wirkstoffe reichern sich im Gewebe an und können wesentlich intensiver wirken. Aus der Naturheilpraxis kennt man das sogenannte Biolifting, bei dem spezielle Wirkstoffe in die Haut eingebracht werden, die ein sichtbares Lifting bewirken. In der Medizin kann man die Hochfrequenz-Behandlung nutzen, um Medikamente gezielt durch die Haut hindurch tief ins Gewebe und zum Zielorgan einzuschleusen.

7. Anti-Tumor-Wirkung

In der frühen HF-Therapie im letzten Jahrhundert hat man erfolgreich Tumoren mit der HF-Strahlung behandelt. In der neuen Plasma-Medizin wird die Tumorbehandlung auch wieder einen wichtigen Platz einnehmen. Vereinfacht kann man den Effekt der HF-Strahlung auf Krebszellen wie folgt erklären: Die HF-Strahlung bringt gezielt Sauerstoff in die Zellen. Krebszellen sind jedoch derart mutiert, dass sie zum „Überleben" von Glukose (Zucker) abhängig sind und unter Sauerstoffeinwirkung abgetötet werden, während gesunde Zellen Sauerstoff als Energieschub annehmen. Eine Tumorbehandlung mit einem Plasmagerät wirkt also abtötend auf entartete Krebszellen, während gesunde Zellen keinen Schaden nehmen. In Zukunft wird es sicher immer mehr Geräte geben, mit welchen man Tumorgebilde auf der Haut und auch im Körpergewebe behandeln kann.

Lassen wir uns einfach überraschen, wohin die Plasmamedizin gehen wird. Solange dürfen wir uns schon einmal an der Hochfrequenz-Behandlung erfreuen und deren wundervolle Heilkraft für uns nutzen. Damit ist diese Hochfrequenz-Therapie eine altbewährte und dennoch moderne Behandlungsform mit einer großen Zukunft.

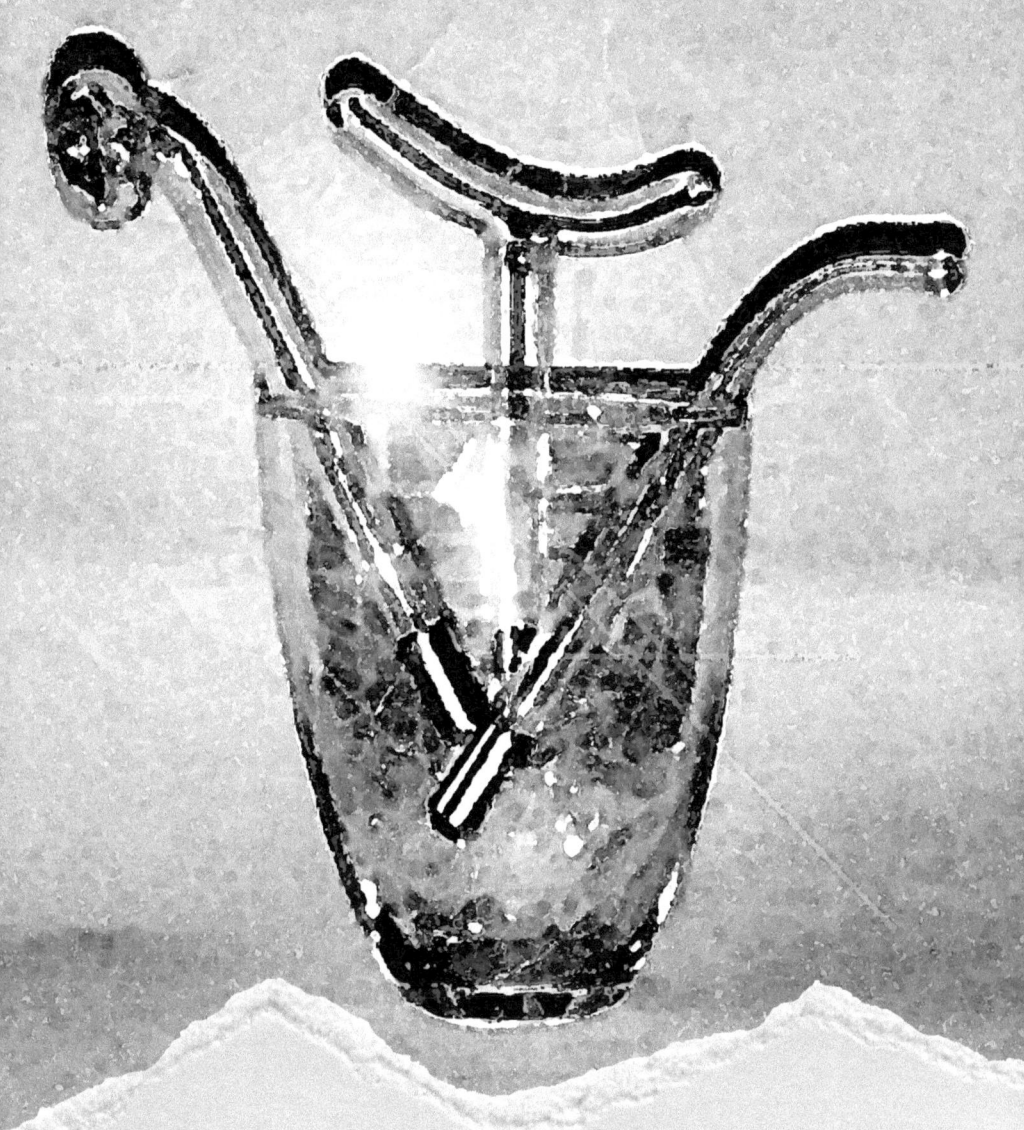

Die HF-Behandlung

*Verschiedene Behandlungsarten
für unterschiedliche Anwendungszwecke
bei allen möglichen Beschwerden*

06

Die HF-Behandlung

Verschiedene Behandlungsarten für unterschiedliche Anwendungszwecke bei allen möglichen Beschwerden

Ein Hochfrequenz-Stab ist so vielseitig in seiner Anwendung, dass man fast alle Gesundheitsbeschwerden und Schönheitsprobleme von A bis Z damit erfolgreich behandeln kann. Verschiedene Behandlungsarten sind für zahlreiche Anwendungszwecke bei allen möglichen Beschwerden durchführbar. Von der direkten über die indirekte bis hin zur Aufladungsbehandlung sind mit jeder Behandlungsart unterschiedliche Heilwirkungen möglich. Die effektivsten Behandlungsarten möchte ich Ihnen nachfolgend näher vorstellen.

1. Die direkte Kontaktbehandlung

Bei dieser Behandlungsart wird die verwendete Glaselektrode in direktem Hautkontakt gebracht. In streichender oder kreisender Bewegung wird die Elektrode langsam und sanft über die Behandlungsfläche geführt. Diese Behandlungsform bezeichnet man auch als Hochfrequenz-Massage. Dies ist die am häufigsten angewendete Behandlungsform, die sich vor allem bei Hautproblemen wie Akne, zur Schönheitspflege, bei Haarausfall und bei Schmerzen sowie rheumatischen Beschwerden besonders gut eignet. Die Haut wird zuvor gut eingecremt, damit die Glaselektroden besser über die Haut gleiten. Wirkstoffe aus der Creme können so besonders effektiv in die Haut penetrieren und ihre Wirkung optimal entfalten. Durch die direkte HF-Behandlung wird man positiv aufgeladen, das behandelte Gewebe wird angesäuert und der Sympathikus angeregt. Das wirkt allgemein stimulierend auf die Stoffwechselprozesse im Gewebe. Für diese Behandlungsart wählt man am besten eine milde bis mittlere Stromstärke.

2. Die indirekte Funkenbehandlung

Wenn man die Behandlungselektrode wenige Millimeter von der Haut entfernt hält, dann springen besonders starke Funken auf die Haut über.

Je nach Einstellung der Stromstärke fühlt man ein sanftes Prickeln bis deutliches Kribbeln, das mitunter spürbar piekst. Diese Funken sind erwünscht und führen zu einem besonders starken, aber wohltuenden Hautreiz. Durch diese Behandlungsart wird die Durchblutung besonders stark gefördert, was medizinisch sehr sinnvoll sein kann. Auch die unter der Behandlungszone liegenden Organe werden günstig beeinflusst. Bei der indirekten HF-Behandlung wird man negativ aufgeladen, das behandelte Gewebe wird alkalisiert und der Parasympathikus angeregt. Das wirkt allgemein beruhigend bzw. bremsend auf die Stoffwechselprozesse im Gewebe. Wenn man ein grobes Vliestuch auf die Behandlungsfläche legt, dann erleichtert dieses die indirekte Behandlungsart, weil das Tuch wie ein Abstandhalter zur Haut wirkt und so automatisch mehr Funken sprühen. Dabei gilt: je gröber und dicker das Vlies, umso deutlicher funkt es.

3. Die Aufladungs-Behandlung

Die Aufladungs-Behandlung wird mit der Stab-Elektrode durchgeführt. Diese hält man einfach in der Hand, wobei man die Stromstärke während der Behandlung über fünf Minuten langsam erhöht. Der HF-Stab wird allerdings erst eingeschaltet, wenn man die Elektrode bereits in der Hand hält. Am besten setzt man sich dazu entspannt hin. Mit dieser Behandlungsart wird der gesamte Körper durch den Hochfrequenzstrom aufgeladen, vitalisiert und gestärkt. Diese belebende Wirkung hilft besonders gut bei Erschöpfungszuständen, Ermüdungserscheinungen, Stress und bei allgemeiner Schwäche. Aber selbst Schlaflosigkeit kann mit der Aufladung behandelt werden. Man kann die Behandlung auch in zwei Abschnitte teilen: zuerst lädt man den Körper über die linke, dann über die rechte Hand auf. Wenn keine Stab-Elektrode zur Verfügung steht, dann kann man auch eine andere längliche Elektrode zur Aufladung verwenden. Bitte beachten: Die Elektroden nie in der Nähe des Kontaktstückes anfassen, da sonst ein harmloser, aber unangemmer Stromschlag droht. Nach fünf Minuten ist der Körper aufgeladen, was man an einer wohltuenden Wirkung verspürt.

4. Die indirekte Behandlung durch eine zweite Person

Wie bei der Aufladungsbehandlung nimmt der zu Behandelnde eine Elektrode in eine Hand und schaltet dann das Gerät ein. Eine zweite Person kann nun den zu Behandelnden massieren. Dadurch werden die Hochfrequenzstrahlen gezielt durch den Körper des zu Behandelnden zu den Händen des Behandlers geleitet und wirken besonders intensiv an den Massagepositionen. Die Strahlung zieht dann durch den Behandler in Richtung Boden ab. Am besten legt sich der zu Behandelnde auf ein Sofa oder ein Bett und genießt entspannt diese Hochfrequenzmassage. Diese Behandlungsart hilft besonders gut bei Beschwerden wie Muskelverspannungen und verstärkt zusätzlich die eigentliche Massagewirkung. Damit der Hochfrequenzstrom nicht falsch geleitet wird, sollten alle metallischen Gegenstände am Körper sowie auf dem Sofa oder Bett entfernt werden. Diese Behandlungsart wirkt auf den zu Behandelnden sehr entspannend oder sogar ermüdend und sollte deshalb nur dann zur Anwendung kommen, wenn man nach der Behandlung auch genügend ausruhen kann.

5. Die Fulguration

Diese Behandlung wird mit einer speziellen Glaselektrode durchgeführt, aus welcher am Elektrodenende eine Metallspitze herausragt. Diese Metallspitze führt man bei eingeschaltetem Gerät bis etwa 2 bis 4 Millimeter an die Haut heran, berührt diese jedoch nicht. Von der Metallspitze schlägt ein deutlicher Funkenblitz auf die Haut, der ziemlich heiß werden kann. Mit der Fulgurationselektrode werden Hautmissbildungen sowie Warzen, Hühneraugen, Wucherungen oder Pickel entfernt. Der Funkenblitz verfärbt zunächst die behandelte Stelle weiß, was zeigt, dass das kranke Hautgewebe erfolgreich zerstört ist. Anschließend wird diese Stelle rot und später krustig. Nach ein paar Tagen löst sich die Hautkruste ab, die Haut darunter ist glatt. Bei Hühneraugen und Warzen halte ich diese heftige Behandlung für vertretbar. Pickel oder Hautentzündungen sollte man besser milder behandeln. Dazu verwendet man einfach die Punktelektrode und hält diese bei eingeschaltetem Gerät ebenfalls etwa 2 bis 4 Millimeter vom Pickel entfernt. Bei dunklen Lichtverhältnissen kann man deutlich einen bläulichen Funkenblitz sehen. So kann man den Pickel für etwa 10 Sekunden behandeln. Oder man betupft mit der Punktelektrode die Hautstelle für etwa 30 Sekunden. Das wirkt ebenfalls wunderbar. Ich bezeichne diese Behandlung als milde Fulguration. Der Pickel wird spürbar ausgetrocknet und bildet sich innerhalb eines Tages zurück. Gegen Pickel & Co kenne ich keine bessere Behandlungsmethode.

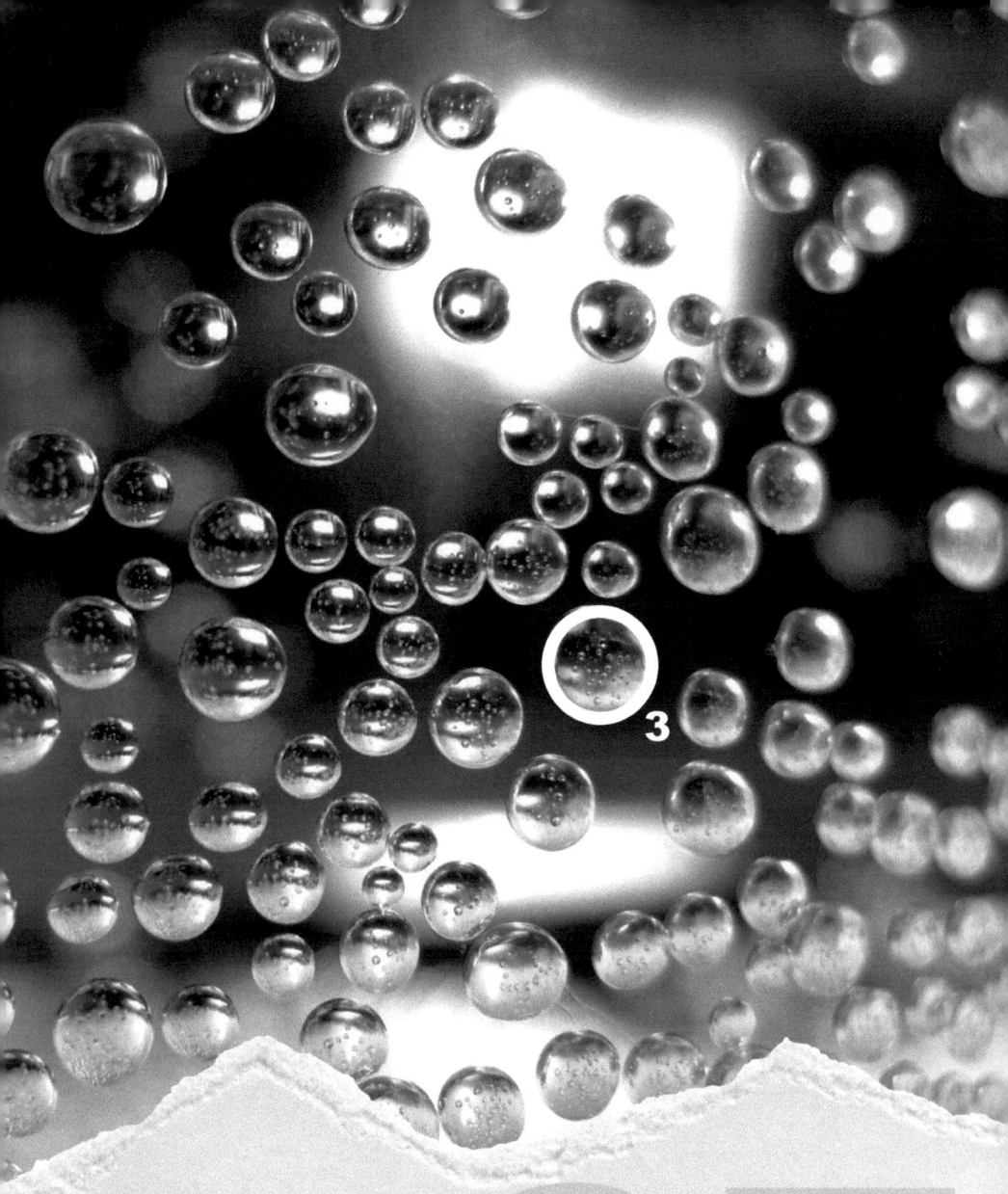

Noch mehr Oxy-Power

*Viele Produkte aus dem täglichen Leben
haben echte Oxy-Power
für eine bessere Leistungskraft*

Noch mehr Oxy-Power

Viele Produkte aus dem täglichen Leben haben echte Oxy-Power für eine bessere Leistungskraft

Man soll es nicht glauben, aber die Oxy-Power begegnet uns überall im Alltag: In vielen Produkten, die wir täglich benutzen, steckt die wertvolle Oxy-Kraft für eine verbesserte Leistungsfähigkeit. Von Putz-und Waschmitteln über Kosmetik bis hin zu medizinischen Produkten – überall macht sich Oxy-Power positiv bemerkbar. Einige Oxy-Produkte möchte ich Ihnen nachfolgend kurz vorstellen.

Oxy-Power in Putz- und Waschmitteln

Fast kein Vollwaschmittel kommt heute noch ohne Oxy-Power daher. Diese Oxy-Power ist dabei nichts anderes als Aktiv-Sauerstoff, der beim Waschen freigesetzt wird. Dieser Aktiv-Sauerstoff geht Schmutz und Flecken besonders intensiv an den Kragen, ist jedoch nicht für Feinwäsche oder empfindliche Stoffe wie Seide geeignet. Viele Fleckenentferner enthalten „Oxi-Action", Oxi-Power" oder „Oxi-Energy", um Schmutz und Flecken in der Wäsche ein Ende zu bereiten. Auch Putz- und Reinigungsmittel enthalten Oxide, um deren Reinigungskraft zu verstärken. Dabei wirkt der Aktiv-Sauerstoff hygienisch und kraftvoll, jedoch nicht so aggressiv wie manche Chlorreiniger. Dennoch sollte man alles, was man mit Oxy-Power wäscht oder reinigt, auf Farbechtheit prüfen, da Aktiv-Sauerstoff bleichend wirkt.

Oxy-White in der Zahnpflege

Manche Zahncremes enthalten eine geringe Menge Calciumperoxid als antibakterielles Mittel sowie als Zahnaufheller. In Deutschland sind Zusätze von Calciumperoxid bis zu 0,1 Prozent in Zahncremes zugelassen. In dieser niedrigen Dosierung können solche Zahncremes nicht wirklich effektiv die Zähne aufhellen. Aber Studien haben gezeigt, dass diese Dosierung ausreicht, um nach 2,5 Minuten Putzzeit alle schädlichen Bakterien im Mundraum abzutöten, ohne jedoch die gesunde Mundflora zu beeinträchtigen, wie dies andere antibakterielle Zusätze (z.B. Triclosan) in Zahncremes und Mundwasser leider tun. Damit hilft das niedrig dosierte Calciumperoxid, Bakterien zu killen, die das Zahnfleisch angreifen und zu bösen Entzündungen (Parodontitis) führen. Die Oxy-Power sorgt in diesem Falle für eine gesunde Mundflora, für straffes Zahnfleisch, für weniger Plaque, wirkt gegen (bakteriell bedingten) Mundgeruch, gegen Verfärbungen und erzielt somit geringfügig weißere Zähne.

Sauerstoff in der Kosmetik

In der Kosmetik werden sogenannte Ozonide verwendet, sauerstoffreiche Wirkstoffe, die aus Fetten wie Olivenöl und Ozon-Sauerstoff hergestellt werden. Genau wie in der HF-Therapie wirkt hier der aktive Sauerstoff mild antibakteriell und hauterfrischend. So eignet sich Sauerstoff-Kosmetik bei unreiner und müder Haut, die nach einer Vitalisierung verlangt. Allerdings ist die HF-Therapie wesentlich effektiver und bedeutend preiswerter als Sauerstoff-Kosmetik, die häufig als Luxus-Kosmetik angeboten wird.

Oxy-Wirkstoffe in der Medizin

In der Medizin werden Olivenöl-Ozonide (Rizol) zur Behandlung von chronischen Krankheiten wie Rheuma oder Arthritis, bei Allergien, Immunschwäche und vielen weiteren Leiden eingesetzt. Auch äußerlich wird ozonisiertes Olivenöl u.a. zur Wundversorgung verwendet, um eine Heilung bei infizierten und besonders schlecht heilenden Wunden zu fördern. In der Dermatologie ist der Wirkstoff Benzoylperoxid bei der topischen Behandlung der Akne sehr verbreitet. Benzoylperoxid wirkt als Oxidationsmittel antibakteriell und keratolytisch. Außerdem tritt bei der Reduktion freier Sauerstoffradikale eine Entzündungshemmung ein. Somit ist Benzoylperoxid ein idealer Wirkstoff zur äußerlichen Behandlung von Akne.

Oxy-Wasser zum Trinken

Wie fette Öle kann auch Wasser mit einem speziellen Ozonisierer zu Oxy-Wasser aufgewertet werden. Dieses Oxy-Wasser sollte man direkt frisch nach der Herstellung trinken. So profitiert man ebenfalls von den wundervollen Oxy-Wirkungen, die ich in diesem Ratgeber bereits ausführlich beschrieben habe. Wenn Sie Oxy-Wasser selbst herstellen möchten, dann empfehle ich Ihnen, nach einem speziellen Ozonisierer,

Ozongenerator oder Ozonisator Ausschau zu halten. Mit einem solchen Gerät können auch unangenehme Gerüche wie Moder, Rauch- oder Küchengerüche wirkungsvoll neutralisiert werden. Ausführlichere Informationen dazu und zum Ozonwasser möchte ich mir hier jedoch ersparen, weil dieser Ratgeber in erster Linie die wunderbare Wirkung des HF-Stabes vorstellen soll.

Mittel zur Verbesserung der Blut-Sauerstoffwerte

Es gibt einige Vitalstoffe wie Eisen oder Ginkgo, die nachweislich die Sauerstoffverwertung im Körper verbessern. Ein besonderer Vitalstoff ist jedoch das sogenannte Vitamin B15 bzw. die Pangamsäure, die wie eine Art sofort löslicher Sauerstoff wirkt. Diese Substanz steigert die Sauerstoffversorgung im ganzen Körper und bringt somit alle Vorteile einer Sauerstoff-Therapie. Sie unterstützt im besonderen Maße die Ausscheidung von Giftstoffen, die für eine Vielzahl von Gesundheitsbeschwerden wie Herzleiden, Kreislaufbeschwerden, Hautkrankheiten, Asthma, Diabetes oder Wundheilungsstörungen verantwortlich gemacht werden. Wer diesen Vitalstoff einmal testen möchte, der kann sich im Internet über Vitamin B15 oder Pangamsäure genauer informieren.

Pulsoximeter

Mit einem Pulsoximeter lässt sich die Sauerstoffsättigung im Blut feststellen. Die meisten Geräte messen innerhalb von Sekunden die Sauerstoffwerte bequem an einem Finger. Pulsoximeter werden normalerweise zur Überprüfung der Funktionen von Lunge und Kreislauf eingesetzt. Aber auch der Erfolg einer Sauerstoff-Therapie wie die Hochfrequenz-Bestrahlung lässt sich damit gut messen.

Und noch mehr Oxy-Power

Sogenannte Ionisatoren werden unter anderem auch als Luftreiniger eingesetzt. Diese Geräte ionisieren die Raumluft, wodurch sehr geringe Mengen Ozon entstehen. Dieses Ozon verbindet sich mit Staub- und Geruchsmolekülen in der Luft und neutralisiert diese, Staubpartikel klumpen zu größeren Partikeln zusammen und fallen zu Boden. Das Ozon wird durch diesen Vorgang zu Sauerstoff reduziert und unschädlich. Die Luft riecht nun frischer und ist „sauberer". Für Stauballergiker eine tolle Sache.

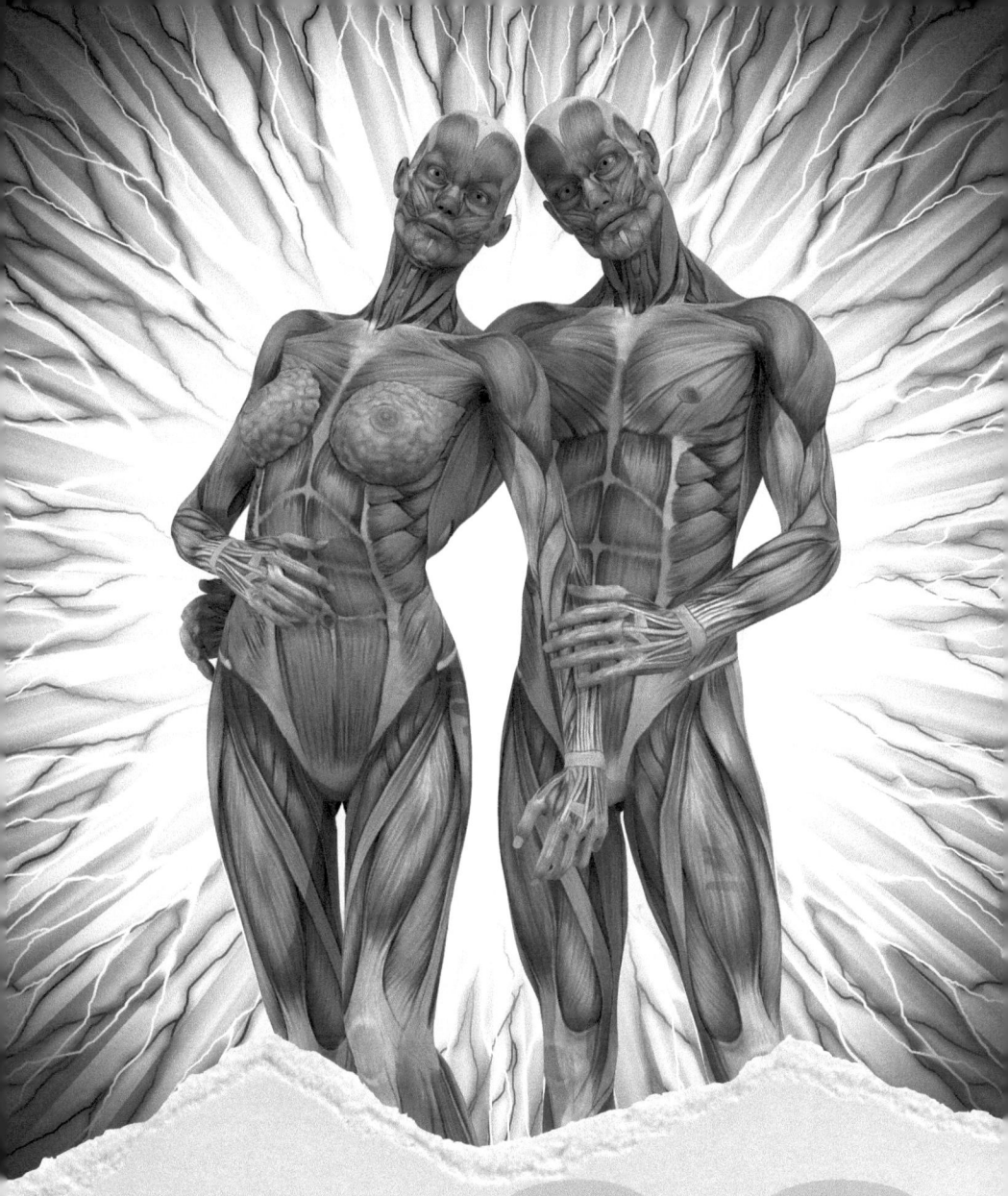

Gesundheit von A bis Z

*Alltägliche Erkrankungen und Leiden
erfolgreich mit der HF-Behandlung
lindern oder sogar heilen*

Gesundheit von A bis Z

Alltägliche Erkrankungen und Leiden erfolgreich mit der HF-Behandlung lindern oder sogar heilen

In den alten Handbüchern zur Hochfrequenz-Therapie ist von über 500 Krankheiten die Rede, die man erfolgreich mit dieser Methode behandeln kann. Ohne Zweifel glaube ich auch selbst daran, dass es wohl kaum ein Leiden gibt, welches von dieser Behandlung nicht profitiert. Wenn man das Prinzip dieser wundervollen Heilmethode erst einmal verstanden hat, dann kann man sich gut deren unerschöpfliche Behandlungsvielfalt vorstellen. Allerdings halte ich es für unseriös, wenn man einem medizinischen Laien Behandlungsvorschläge für schwerste Erkrankungen wie zum Beispiel Krebs an die Hand gibt. Zwar habe ich selbst fast unglaubliche Heilerfahrungen mit dem HF-Stab gemacht, aber ich möchte niemandem zuviel versprechen.

Wirksame Therapie

Die Wissenschaft wird die Entwicklung der Plasmamedizin in nächster Zukunft vorantreiben und weiter optimieren. Mit der Plasmamedizin wird man auch erfolgreich Krebs behandeln. Davon bin ich fest überzeugt. Aber für den normalen Hausgebrauch reicht es, wenn man die häufigsten Gesundheitsbeschwerden von A bis Z mit der HF-Strahlung gut therapieren kann. Bei einigen Beschwerden wie Asthma, Rheuma oder Migräne kann man keine Heilung erwarten, aber solche Leiden lassen sich deutlich lindern. Bei den meisten Beschwerden jedoch wird die Hochfrequenz-Therapie eine Heilung ermöglichen, wenn man diese konsequent und korrekt anwendet.

Individuelle Behandlung

In diesem Kapitel möchte ich Ihnen Behandlungsmöglichkeiten zu den häufigsten Gesundheitsbeschwerden von A bis Z vorstellen. Da jeder Mensch aber individuell auf die Hochfrequenzstrahlung reagiert – der eine mehr, der andere weniger – können meine Behandlungsvorschläge nur Richtwerte bieten. Loten Sie einfach selbst aus, ob Sie eine stärkere oder schwächere, eine längere oder kürzere Bestrahlung benötigen. Die Hochfrequenz-Behandlung ist so individuell wie Sie. Finden Sie Ihr persönliches Behandlungsmaß und erleben Sie am eigenen Leibe großartige Heilerfolge.

Adipositas

Adipositas ist der Fachbegriff für Fettleibigkeit bzw. Fettsucht. Hierbei handelt es sich um extrem starkes Übergewicht, welches durch Störungen in der Ernährung und im Stoffwechsel hervorgerufen wird. Meist ist ein gestörtes Ernährungsverhalten Ursache für das Übergewicht. Eine krankhafte Adipositas ist eher selten, dafür verursacht sie jedoch viele Erkrankungen wie Diabetes, Bluthochdruck oder Arteriosklerose. Auch die Gelenke leiden stark unter dem massiven Übergewicht und werden übermäßig beansprucht und regelrecht abgenutzt. Bei Adipositas hilft nur ein konsequentes Ernährungs- und Bewegungskonzept, das am besten medizinisch begleitet wird. Die Hochfrequenz-Behandlung kann zwar keine Kilos wegzaubern, aber den Organismus beim Abnehmen gezielt unterstützen. Sie kann den Stoffwechsel aktivieren und dabei helfen Giftstoffe auszuscheiden, die sich durch eine übermäßige Ernährung im Körper angesammelt haben.

Benötigte Elektrode

Stabelektrode zur allgemeinen Aufladung und Vitalisierung.

Zusätzliche Maßnahmen

Statt zuckerhaltige Limonaden, Säfte oder Getränke nur noch Mineralwasser und Kräutertee (Entschlackungstee als Fertigprodukt im Drogeriemarkt) trinken, um die Ausscheidungsorgane in ihrer Arbeit zu unterstützen.

Die Behandlung

Hier eignet sich perfekt die Aufladungs-Behandlung. Vor dem Schlafengehen nimmt man die Stabelektrode in die linke Hand. Hochfrequenz auf mittlere Stromstärke einstellen. Die Elektrode 5 Minuten ruhig halten. Danach HF-Gerät ausschalten und die Stabelektrode in die rechte Hand nehmen. Gerät wieder bis zur mittleren Stromstärke einschalten. Ebenfalls 5 Minuten behandeln. Durch diese Aufladung wird der nächtliche Fettstoffwechsel aktiviert, der unter anderem auch durch das Wachstumshormon gesteuert wird. Dieses kann so vermehrt gebildet werden, wodurch Fetteinlagerungen leichter abgebaut werden können. Sollte diese Aufladung wider Erwarten bei Ihnen eine aufputschende Wirkung haben, dann sollten Sie diese auf den frühen Abend, etwa 2 bis 3 Stunden vor dem Schlafengehen, vorverlegen. Testen Sie am besten Ihre persönliche Behandlungszeit selbst aus.

Allergien

Als Allergie bezeichnet man eine übertriebene Abwehrreaktion des Immunsystems auf bestimmte Stoffe aus der Umwelt oder Nahrung. Meist zeigt sich eine Allergie mit entzündlichen Symptomen, oft mit typischen Rötungen und Schwellungen. Auch bei Allergien hilft die Hochfrequenz-Therapie durch die klassische Aufladungs-Behandlung, um das Immunsystem zu stabilisieren. Spezielle Symptome wie Schwellungen oder Hautrötungen können im Bedarfsfall mit der HF-Therapie behandelt werden. Wenn man eine Behandlung versuchen möchte, dann sollte man so vorgehen wie bei der Behandlung von > Hautleiden.

Arthrose

Als Arthrose bezeichnet man den Gelenkverschleiß, der über das altersübliche Maß hinaus geht. Ein vorzeitiger Verschleiß von Gelenken ist häufig erblich bedingt, kann aber auch durch übermäßige Belastung oder starkes Übergewicht hervorgerufen werden. Eine Arthrose kann symptomlos verlaufen, aber in den meisten Fällen sind typische Belastungsschmerzen in den betroffenen Gelenken der Fall. Diese Schmerzen kann man sehr gut mit der Hochfrequenz-Strahlung behandeln. Die Behandlung finden Sie unter dem Begriff > Gelenkbeschwerden.

Augenleiden

Augenerkrankungen gehören grundsätzlich in die Therapie bei einem Arzt. Aber bei häufigen Beschwerden wie Lidrandentzündung, Gerstenkorn oder Bindehautentzündung kann die Hochfrequenz-Strahlung als adjuvante (unterstützende, ergänzende) Therapie hervorragende Dienste leisten. Ich selbst habe eine jahrelange Oberlidschwellung, die mein Augenarzt nicht erfolgreich behandeln konnte, mit der HF-Therapie deutlich gebessert. Das Oberlid ist wieder deutlich straffer, das Auge selbst tränt nicht mehr. Für mich ist das ein Riesenerfolg. Ansonsten wäre mir nur eine chirurgische Oberlidstraffung geblieben. Danke an den HF-Stab, der mir diesen Eingriff erspart hat.

Benötigte Elektroden
Die Flächenelektrode passt perfekt auf das geschlossene Auge. Mit der Punktelektrode kann man gezielt kleine Flächen, z.B. bei der Lidrandentzündung oder beim Gerstenkorn, behandeln.

Zusätzliche Maßnahmen
Bei allen entzündlichen Augenproblemen eignen sich hervorragend klassische Augensalben mit Augentrost oder Panthenol, die man in der Apotheke erhält.

Die Behandlung
Tragen Sie zunächst eine gute Augensalbe großzügig auf das betroffene Auge auf. Dann schließen Sie das Auge und behandeln das geschlossene Oberlid mit einer sanften Massage in direktem Hautkontakt mit der Flächenelektrode mit schwachem Strom. Wenn Sie nur eine kleinere Fläche behandeln wollen, dann verwenden Sie am besten die Punktelektrode am geschlossenen Auge. Die Behandlung sollte jeweils 2 bis 3 Minuten dauern. Schon nach der ersten Behandlung stellt sich eine deutliche Besserung ein. In schlimmeren Fällen kann man auch mehrmals täglich behandeln. Solange täglich behandeln, bis das Auge wieder in Ordnung ist. Vorsicht: Niemals das offene Auge behandeln!

Besenreiser
Als Besenreiser bezeichnet man in der Medizin kleine sichtbare Venen an der Oberfläche der Haut, meistens an den Beinen. Diese erweiterten rot-bläulichen Äderchen können ein Hinweis auf eine Venenerkrankung sein, müssen es aber nicht. Oft werden diese Äderchen als kosmetisches Problem angesehen. Beim Arzt sollte man erstmal die Ursache von Besenreisern abklären lassen. Sollte nämlich eine Varikose diagnostiziert werden, dann sollte man diese vom Arzt behandeln lassen. Sind diese Besenreiser nur ein kosmetisches Problem, so kann man diese beim Arzt veröden oder lasern lassen. Wer sich die (hohen) Kosten dafür ersparen will, der kann es mit der HF-Therapie probieren.

Benötigte Elektroden
Die Punktelektrode ist ideal für eine Behandlung von Besenreisern. Aber auch die klassische Flächenelektrode ist gut einsetzbar.

Zusätzliche Maßnahmen
Tragen Sie vor der Behandlung ein klassisches Venengel oder eine Venencreme mit Wirkstoffen wie Rosskastanie, Arnika, Weinlaubextrakt etc. auf die betroffenen Stellen auf. Durch die HF-Bestrahlung wird die Wirkung solcher Präparate wesentlich gesteigert. Lassen Sie das Präparat zunächst gut in die Haut einziehen, bevor Sie die HF-Behandlung beginnen. Bei alkoholischen Präparaten sollten Sie unbedingt darauf achten, dass der Alkohol komplett verdunstet ist, bevor man mit dem HF-Stab bestrahlt. Alkohol könnte sich nämlich durch die feine HF-Funkenbildung entzünden.

Die Behandlung
Streichen Sie mit der Elektrode in feinen kreisenden Bewegungen langsam und sanft über die Besenreiser. Als Stromstärke wählen Sie eine mittlere Stufe. Pro Besenreiser sollten Sie etwa 1 Minute bestrahlen. Möglichst täglich 1 mal behandeln. Durch die HF-Bestrahlung werden die „defekten" Gefäßwände der blauen Äderchen nach und nach wieder gestärkt bzw. „repariert", so dass sie nicht mehr durch die Haut hindurch scheinen. Feine Äderchen verblassen auf diese Weise nach rund 10 bis 20 Behandlungen komplett, größere Besenreiser werden zumindest sichtbar reduziert. Einen Versuch ist die HF-Behandlung auf jeden Fall wert. So habe ich beim Hautarzt selbst einige Besenreiser veröden lassen, leider ohne Erfolg. Die Sitzungen waren recht teuer – dafür hätte ich mir fast zehn HF-Stäbe kaufen können! Inzwischen habe diese Äderchen mit dem HF-Stab weggezaubert. Einfach klasse!

Blasenleiden
Wenn es beim Wasserlassen brennt, dann steckt in der Regel eine Harnwegsinfektion dahinter. Ursachen dafür können eine geschwächte Immunabwehr, eine Unterkühlung oder falsche Hygiene sein. Dabei können Bakterien aus dem Darm in die Harnröhre eindringen und sich dort rasch vermehren. Diese Bakterien infizieren schließlich die Blase und die Harnwege und verursachen typische Symptome wie Schmerzen beim

Wasserlassen und einen ständigen Harndrang. Auch wenn es fast unglaublich klingt, aber auch bei Blasenproblemen leistet der HF-Stab wertvolle Dienste.

Benötigte Elektrode
Für die Behandlung von Blasenleiden benötigt man die Flächenelektrode.

Zusätzliche Maßnahmen
Bei den ersten Anzeichen einer Harnwegsinfektion kann man diese gezielt selbst behandeln. Das A und O ist nun eine ausreichende Flüssigkeitszufuhr. Das heißt: trinken, trinken und nochmals trinken, um die Harnwege ordentlich durchzuspülen. Am besten eignen sich dazu Blasen- und Nierentees mit speziellen Kräutermischungen, die man überall in Apotheken, Drogerie- und Supermärkten kaufen kann. Auch Cranberrysaft ist ein beliebtes Naturheilmittel bei Blasenleiden. Eine Wärmeflasche auf dem Unterleib beruhigt die gereizte Blase, lindert die Schmerzen und unterstützt den Heilungsprozess. Vitaminreiches Obst wie Zitrusfrüchte und Gemüse mit viel etherischen Ölen wie Zwiebeln, Knoblauch oder Meerrettich helfen, die Bakterien zu bekämpfen.

Mein Top-Rezept
Geben Sie 100 ml reinen Cranberry-Saft (Reformhaus, Drogeriemarkt) mit 1 TL Tafel-Meerrettich aus der Tube oder aus dem Glas und einen Schuss Sahne in einen Mixer und verquirlen Sie alles so lange, bis ein cremiger Drink entsteht. Zur Geschmacksverfeinerung können Sie nach Belieben noch etwas Honig hinzugeben. Diesen Cranberry-Meerrettich-Mix trinken Sie dreimal täglich. Die Beschwerden sollten sich spätestens nach zwei Tagen spürbar bessern.

Die Behandlung
Mit der HF-Bestrahlung können Sie die Natur-Behandlung mit den oben genannten Heilmitteln noch enorm steigern. Streichen Sie dazu etwas Bodylotion auf den Unterbauch, damit die Glaselektrode bei der Behandlung leichter über die Haut gleitet. Mit mittlerer bis hoher Stromstärke massieren Sie nun Ihren Unterbauch mit der Flächenelektrode für etwa 5 Minuten. Heben Sie dazu hin und wieder die Elektrode leicht von der Haut ab, um ein leichtes Kribbeln durch Funkenentladung zu erreichen. Mit dieser indirekten Funkenbehandlung behandeln Sie die komplette

Unterbauchregion über der Blase. Die Behandlung sollten Sie möglichst 2 bis 3 mal täglich vornehmen. Durch die Hochfrequenz-Strahlung wird die gereizte Blase spürbar beruhigt. Das Blasengewebe wird sogar gestärkt, so dass es weniger anfällig für Infektionen wird. Wenn Sie also öfter unter Blaseninfektionen leiden, können Sie die HF-Therapie auch hin und wieder mal zwischendurch anwenden, um die Blasenabwehrkraft zu steigern. Dazu reicht es, wenn Sie 1 mal wöchentlich behandeln.

Blutdruckbeschwerden

Egal, ob Bluthochdruck oder ein zu niedriger Blutdruck, Blutdruckbeschwerden gehören zu den häufigsten Leiden überhaupt. Mit der klassischen Aufladungsbehandlung – wie im Kapitel 6 beschrieben – kann man das gesamte Herz-Kreislauf-System stabilisieren und auch den Blutdruck normalisieren. Die Hochfrequenz-Therapie wird in diesem Falle als adjuvante (ergänzende) Behandlungsmethode angewandt. Wenn Sie wegen Blutdruckbeschwerden bereits in ärztlicher Behandlung sind, dann sollten Sie mit Ihrem Arzt über eine ergänzende HF-Therapie sprechen. Medikamente kann diese jedoch nicht ersetzen. Es ist zu erwarten, dass Sie sich allgemein mit der HF-Therapie deutlich wohler in Ihrer Haut fühlen und mögliche Symptome bei Blutdruckbeschwerden wie Schwindelgefühl oder Kopfschmerzen sich spürbar verbessern.

Blähungen

Flatulenz, so der medizinische Begriff für Blähungen, kann viele Ursachen haben. Zum einen sind Blähungen oft ernährungsbedingt: jedes Böhnchen gibt ein Tönchen – so weiß es der Volksmund. Zum anderen können auch verschiedene Stoffwechselstörungen als Ursache vorliegen. Um die unangenehmen Symptome von Blähungen zu reduzieren kann man eine HF-Behandlung vornehmen. Die Behandlung finden Sie unter dem Begriff > Darmbeschwerden.

Chronische Schmerzen

Chronische Schmerzen sind ein leidiges Thema. Mit dem Begriffszusatz „chronisch" verbindet man schnell eine unheilbare Dauererkrankung, die einem das Leben zur Hölle machen kann. Viele chronische Erkrankungen kann man heutzutage jedoch gut mit diversen Therapien in den Griff bekommen. Trotzdem sind die vielen möglichen Therapieformen nicht immer zufriedenstellend in ihrer Wirkung. Wer chronische Schmerzen erleidet, egal welcher Art und Ursache, der sucht immer wieder nach einem neuen Strohhalm, der das Leiden spürbar lindert. Ein solcher Strohhalm ist die Hochfrequenz-Therapie. Ergänzend zur bestehenden Therapie sollte man auf jeden Fall täglich eine Aufladungsbehandlung vornehmen, wie ich sie in Kapitel 6 beschrieben habe. Lokale Schmerzen lassen sich sogar sehr gut mit dem HF-Stab reduzieren oder sogar komplett ausschalten. Ein gutes Behandlungsbeispiel finden Sie unter dem Begriff > Gelenkbeschwerden.

Darmbeschwerden

Darmprobleme sollte man nie verharmlosen, weil sich schnell ernsthafte Erkrankungen daraus entwickeln können. So kann häufiges Sodbrennen zu Geschwüren führen, andauernde Verstopfungen eine Darmdivitikelerkrankung verursachen oder eine fettreiche Ernährungsweise Gallenbeschwerden auslösen. Eine gesunde Verdauung ist für eine optimale Nährstoffverwertung unerlässlich – und spielt damit eine große Rolle für die Gesundheit sämtlicher Organe und ganz besonders auch für das Immunsystem.

Nur selten sind Verdauungbeschwerden erblich bedingt. In den meisten Fällen spielen das eigene Ernährungsverhalten und die persönliche Lebensführung die Hauptrolle bei der Verdauung. Zu viel Fast Food, fettreiche und schwere Mahlzeiten, zu wenig Ballaststoffe, zu viele Genussmittel wie Kaffee, Alkohol und Nikotin und zu viele Süßigkeiten überlasten das Verdauungssystem und verursachen irgendwann typische Verdauungsprobleme.

Die Lösung all dieser Probleme liegt folglich in einer gesunden Ernährung mit viel Obst und Gemüse, ballaststoffreichen Vollkornprodukten, zuckerfreien Getränken wie Mineralwasser und Tee. Und stressfreies, genussvolles Essen tut der Verdauung ebenfalls sehr gut. Wer häufiger unter Verdauungsbeschwerden leidet, der kann seinem Darm auch mit der Hochfrequenz-Therapie etwas Gutes tun.

Benötigte Elektrode

Die Flächenelektrode eignet sich ideal, um den gesamten Bauch zu behandeln.

Zusätzliche Maßnahmen

Die klassischen Verdauungshilfen wie Ballaststoffe oder Bitterkräuter helfen in der Regel sehr gut, wenn man diese laut Packungsangabe richtig anwendet. Eine weitere Maßnahme ist die Einnahme von feinster Heilerde, die man in der Apotheke bekommt. Heilerde nimmt im Darm wie ein Schwamm problematische Gift- und Schadstoffe auf und bindet überschüssige Gallensäure. Dadurch wird der Darm beruhigt. Beschwerden wie Blähungen oder Durchfall können zuverlässig beseitigt werden. Eine Kur mit Heilerde kann bei Darmbeschwerden oft wahre Wunder bewirken. Die Dosierung und Einnahmeempfehlung entnehmen Sie bitte der jeweiligen Packungsbeilage.

Die Behandlung

Die Hochfrequenz-Behandlung von Darmbeschwerden ähnelt der Behandlung von Blasenleiden. Man streicht etwas Bodylotion auf den gesamten Bauch oder zumindest den Bereich, der spürbar Probleme bereitet. Dann bestrahlt man in langsam kreisender Massage mit der Flächenelektrode bei mittelerer bis hoher Stromstärke für 5 Minuten den Bauch. Hin und wieder können Sie auch die Elektrode wenige Millimeter von der Haut abheben, um eine Funkenentladung zu verursachen. Dadurch wird der Darm spürbar beruhigt. Bei Bedarf können Sie die Behandlung 2 bis 3 mal täglich vornehmen, bis Ihr Darm wieder zur Ruhe gekommen ist. Wenn Sie unter chronischen Darmproblemen leiden, dann spricht nichts dagegen, wenn Sie die HF-Behandlung zur Linderung Ihrer Beschwerden dauerhaft durchführen.

Ekzem

Ein Ekzem ist eine entzündliche Veränderung der Haut, die durch nicht-infektiöse Auslöser wie z.B. scharfe Putzmittel oder Kosmetika (Kontaktekzem) verursacht wird. Oft wird ein Ekzem auch als Dermatitis bezeichnet. Typische Symptome sind Hautrötungen, Bläschen, Pusteln und Krusten. In den meisten Fällen jucken Ekzeme sehr stark. Wer ein Ekzem behandeln möchte, der muss erstmal den Auslöser kennen und diesen schließlich vermeiden. Der Hautarzt behandelt Ekzeme in der Regel mit Kortison-Präparaten zum Auftragen auf die Haut. Gering dosierte Kortison-Cremes sind inzwischen auch ohne Rezept in Apotheken erhältlich. Grundsätzlich halte ich es für sinnvoll, ein Ekzem immer von einem Arzt begutachten zu lassen. Als adjuvante (ergänzende) Therapie empfiehlt sich die Hochfrequenz-Behandlung, die die typische Hautrötung und das Hautjucken schnell wieder zum Abklingen bringt. Die Behandlung finden Sie unter dem Begriff > Hautleiden.

Erkältung

Nass-kaltes Wetter und Zugluft schwächen die Immunabwehr und begünstigen so eine Virusinfektion. Typische Symptome eines grippalen Infektes sind u.a. Halsschmerzen, eine verstopfte Nase, Husten und schmerzende Nebenhöhlen. Eine echte Grippe (Influenza) wird durch spezielle Virustypen ausgelöst, hat einen schwereren Krankheitsverlauf und kann sogar lebensgefährlich werden. Das Hauptinfektionsrisiko geht von Nasensekreten aus. Die Viren werden durch Handkontakt oder Tröpfcheninfektion z.B. beim Niesen übertragen.

Wenn man sich erkältet hat, dann sollte man viel trinken und saftreiches Obst wie Orangen, Zitronen, Weintrauben, Kiwis, Ananas, Äpfel und Pflaumen essen, damit die gereizten Schleimhäute nicht austrocknen. Scharfe Gewürze und Gemüsesorten enthalten Stoffe, die auf natürliche Weise antibiotisch wirken. Zwiebeln, Peperoni, Knoblauch, Porree und Meerrettich oder Cayennpfeffer, Ingwer und Chili helfen, der Infektion den Garaus zu machen. Honig wirkt beruhigend auf einen entzündeten Hals und hilft bei Heiserkeit. Um die Selbstheilungskräfte zu stärken ist es wichtig, die Stressbelastung zu senken und dem Körper viel Ruhe zur Regeneration zu gönnen.

Top-Rezept: Meerrettich-Honig-Balsam
Vermengen Sie Tafelmeerrettich aus dem Glas oder aus der Tube mit Honig im Verhältnis 1:1. Man kann auch frischen, geriebenen Meerrettich verwenden. Der Honig entschärft den Geschmack des Meerrettichs und steigert gleichzeitig dessen Wirkung. Bei den ersten Anzeichen einer Erkältung nehmen Sie bis zu fünf mal täglich einen Teelöffel von dieser Mischung ein – und es wird Ihnen schon bald wieder besser gehen.

HF-Behandlung
Bei Erkältungen hilft die klassische Aufladungs-Behandlung wie im Kapitel 6 beschrieben. Der Körper kann sich durch die Aufladungs-Behand-

lung besser regenerieren und das Immunsystem erhält so mehr Power, um die Erkältung schneller auszuheilen.

Erektionsstörungen

Ein heißes Thema. Aber bevor Mann die „blaue Pille" ohne ärztlichen Rat einnimmt, sollte er lieber mal die Aminosäuren Arginin und Ornithin testen. Diese wirken auf natürliche Weise und versorgen das beste Stück des Mannes mit ordentlich Blut, dass es auch schön hart wird. In meinem Ratgeber „BioAging" habe ich zu diesem Thema ein komplettes Kapitel verfasst. Auch im Internet findet man kostenlose Informationen von mir zu diesem Thema. „BioAging: Aminosäuren-Duo für besseren Sex, weniger Falten und mehr Power" – einfach mal diese Headline googeln. Und mit der Hochfrequenz-Therapie kann man auch einiges tun, um Erektionsstörungen zu behandeln. Zum einen hilft eine tägliche Aufladungs-Behandlung wie in Kapitel 6 beschrieben. Zum anderen kann man die Blutgefäße im Penis mit einer Kontaktbehandlung mit der Flächenelektrode wieder auf Vordermann bringen. Dazu sollte Mann seinen Penis bei geringer Stromstärke mit der Flächenelektrode sanft bestreichen und betupfen. Die Stromstärke langsam steigern, bis ein angenehmes Prickeln zu verspüren ist. Täglich etwa 2 bis 3 Minuten, und der Penis hat beste Chancen, bald wieder standhaft zu werden. Spezielle „Violet Wands" werden sogar für diverse Sex-Spielchen genutzt, um das Liebesleben deutlich „prickelnder" zu machen.

Erschöpfung

Müdigkeit, Erschöpfung und Antriebslosigkeit – manchmal fühlen wir uns scheinbar grundlos ausgepowert. Unter diesem Zustand leidet die Leistungsfähigkeit besonders. Man hat einfach keine Lust zu arbeiten oder Aufgaben in Angriff zu nehmen. Im Frühjahr sprechen wir gerne von der typischen Frühjahrsmüdigkeit, weil der Körper sich vom ruhigen Winter- auf den aktiveren Frühlingsrhythmus umstellen muss. Und dazu fehlt vielen von uns nach einem langen Winter die Energie. Die Folge ist dann die typische Frühjahrsmüdigkeit.

Erschöpfungzustände über längere Zeit sollte man beim Arzt klären. Oft steckt eine Anämie (Blutarmut) dahinter, die gezielt behandelt werden sollte. Ansonsten hilft nach einem langen, dunklen Winter mit deftigen

Mahlzeiten jetzt leichte Kost mit erhöhtem Vitalstoff-Anteil. Im Winter haben sich Stoffwechselschlacken im Organismus angesammelt, die das Mattigkeitsgefühl verursachen. Durch Blutzucker- und Nährstoffmangel sind Gehirn und Nerven regelrecht unterversorgt. Beste Gegenmittel: viel Salat und Rohkost, die die Nervenzellen optimal mit Vitalstoffen versorgen. Und natürlich viel Bewegung bei Tageslicht an der frischen Luft.

Top-Rezept: Zitronen-Grüntee-Drink

Geben Sie den Saft und das Fruchtfleisch einer frisch ausgepressten Zitrone in 250 ml abgekühlten Grüntee. Nach Belieben können Sie den Zitronen-Grüntee-Drink mit etwas Honig süßen. Das Vitamin C und die Bioflavonoide aus der Zitrone, das Koffein und die Catechine im Grünen Tee ergänzen sich zu einem idealen Muntermacher. Trinken Sie täglich morgens diesen Mix, dann werden Sie von Tag zu Tag frischer und vitaler.

HF-Behandlung

Die klassische Aufladungs-Behandlung wie in Kapitel 6 beschrieben ist die ideale Methode, um den Körper wieder spürbar zu vitalisieren. Wenden Sie diese Behandlungsform jeweils morgens und abends an. Morgens verleiht eine HF-Aufladung dem Körper die nötige Energie, um den Tag fit und vital zu überstehen. Am Abend wirkt die Aufladung ausgleichend und verhilft zu einem besseren Schlaf, der für eine Regeneration des Körpers sehr wichtig ist.

Fußpilz

Grundsätzlich lassen sich Pilzerkrankungen (Mykosen) der Haut mit der Hochfrequenz-Strahlung sehr gut behandeln. Da die HF-Strahlung sehr stark antimykotisch (gegen Pilze) wirkt, eignet sie sich ideal zur Behandlung von Pilzinfektionen. Dennoch möchte ich ausdrücklich dazu raten, eine Pilzinfektion von einem Hautarzt begutachten zu lassen. In der Regel verschreibt dieser Salben, Cremes oder Sprays, die auf die betroffenen Hautstellen aufgetragen werden. Mit der Hochfrequenz-Therapie kann man nun die Wirkung dieser Präparate deutlich verbessern. Dazu trägt man wie vom Arzt empfohlen das Präparat auf die Haut auf und behandelt das betroffene Hautareal mit der Flächenelektrode bei niedriger Stromstärke für rund 3 Minuten. Das Präparat kann mit der Elektrode regelrecht in die Haut einmassiert werden, bis dieses vollständig resorbiert ist. Die Ozonwirkung unterstützt die Wirkung von klassischen Antimykotika (Antipilzmitteln). Auf diese Weise werden Hautpilze schneller und zuverlässiger beseitigt und die Haut heilt deutlich schneller aus. Sprechen Sie bitte die HF-Behandlung mit Ihrem Arzt ab. Vergessen Sie bitte nicht, nach der Behandlung die Glaselektrode ordentlich zu desinfizieren – am besten mit einem Zellstofftuch und etwas Alkohol oder Hautdesinfektionsmittel.

Gelenkbeschwerden

Arthrose, Rheuma & Co – wenn die Gelenke Beschwerden bereiten, dann äußert sich dies in aller Regel mit besonders heftigen Schmerzen. Ursachen für Gelenkbeschwerden sind oft Entzündungen, degenerative Veränderungen in den Gelenken zum Beispiel durch Überbeanspruchung und Verschleiß, Fehlstellungen oder Verletzungen. So vielfältig die Ursachen auch immer sein können, man sollte diese immer von einem Facharzt abklären lassen. Meist helfen konservative Maßnahmen wie zum Beispiel eine Physiotherapie, um die Beschwerden in den Griff zu bekommen. Unterstützend dazu kann man zu Hause die betroffenen Gelenke auch mit dem HF-Stab behandeln. Denn die Hochfrequenz-Strahlung hilft, die Durchblutung und damit die Nährstoffversorgung des behandelten Areals deutlich zu verbessern. Sie reduziert das Entzündungsgeschehen und damit die dadurch hervorgerufenen Schmerzen. Vor gut 100 Jahren galt die HF-Behandlung als der beste Schmerzkiller überhaupt. Und das ganz sicher nicht ohne Grund.

Top-Rezept: Chili-Butter gegen Schmerzen

Wärme hilft, die Durchblutung zu verbessern und die Muskulatur wieder zu entspannen. Ein natürliches Mittel zur äußeren Anwendung bei Schmerzen ist Chili. Die Scharfstoffe im Chili docken an den Schmerzstellen an und beruhigen diese. Außerdem fördert Chili spürbar die Durchblutung. Das Rezept: Geben Sie 1 TL Chilipulver (Cayennepfeffer) in 50 Gramm Fettmasse wie zum Beispiel Butterschmalz oder Margarine. Vermengen Sie das Pulver mit dem Fett zu einer homogenen Masse. Diese Chili-Butter massieren Sie gut in die Schmerzstelle ein und decken diese mit (Frischhalte)Folie ab. So wird diese Region gut erwärmt und durchblutet. Der Schmerz wird deutlich vermindert. Vorsicht: nicht im Gesicht anwenden! Reste im Kühlschrank aufbewahren.

Die HF-Behandlung

Für die HF-Behandlung von Gelenkbeschwerden eignet sich an besten die Flächenelektrode. Tragen Sie vor der Behandlung eine Salbe oder ein Gel auf die Behandlungsfläche auf, damit die Elektrode besser über die Haut gleitet. Am besten verwenden Sie ein Präparat mit einem Pflanzenextrakt aus Teufelskralle oder Beinwell. Diese Wirkstoffe wirken entzündungshemmend und schmerzstillend. Durch die HF-Behandlung wird die Wirkung durch die Elektroporation enorm gesteigert. Entsprechende Produkte erhalten Sie in der Apotheke. Lassen Sie sich dort bitte beraten. VORSICHT: Bitte verwenden Sie niemals eine Schmerzsalbe mit klassischen Schmerzmitteln wie Diclofenac oder Ibuprofen. Die Nebenwirkungen solcher Präparate könnten durch die HF-Behandlung stark intensiviert werden, so dass diese Präparate grundsätzlich schädlich wirken würden. Also: Finger weg von solchen Gift-Präparaten.

Nachdem Sie die betroffene Stelle großzügig mit Teufelskralle- oder Beinwellsalbe eingecremt haben, können Sie die Hochfrequenz-Behandlung mit der Flächenelektrode bei mittlerer bis starker Stromeinstellung starten. Gleiten Sie für 3 bis 5 Minuten über das schmerzende Gelenk und heben Sie immer mal wieder die Elektrode um wenige Millimeter an, damit eine Funkenentladung entsteht. Durch diese Behandlung werden die Pflanzenwirkstoffe besonders tief ins Gewebe eingeschleust und können anschließend besonders intensiv wirken. Diese Behandlung können Sie täglich bei Bedarf bis zu 5 mal durchführen, um ein Wirkstoffdepot im schmerzenden Gewebe aufzubauen. Danach sollten Sie eine deutliche Schmerzlinderung verspüren und nur noch bei stärkeren Schmerzen behandeln. Die Pflanzenextrakte aus Teufelskralle und Beinwell wirken spürbar entzündungshemmend und schmerzlindernd, ohne schlimme Nebenwirkungen zu erzeugen. Allerdings sollten Sie diese Präparate nicht verwenden, wenn Sie allergisch darauf reagieren. Lassen Sie sich am besten in der Apotheke beraten. Ansonsten verwenden Sie die Hochfrequenz-Strahlung einfach pur auf der Haut. Als Gleitmittel können Sie auch die Chili-Butter aus meinem Rezept verwenden, sollten allerdings die Chili-Dosis halbieren, weil die HF-Strahlung die Wärmewirkung deutlich verstärkt.

Gefäßerkrankungen

Gefäßerkrankungen ist ein Oberbegriff für krankhafte Veränderungen der Blut- oder Lymphgefäße. Als ergänzende Therapie bietet sich die klassische Aufladungsbehandlung, wie in Kapitel 6 beschrieben, an. Ansonsten kann eine Behandlung von erweiterten Äderchen, kleinen Varizen oder Couperose wie unter > Besenreiser beschrieben erfolgen.

Grippaler Infekt

Eine hilfreiche Behandlung erfolgt wie unter > Erkältung beschrieben.

Hautleiden

Allergien, Ekzeme & Co äußern sich häufig in problematischen Hauterscheinungen wie Rötungen, Schwellungen oder Juckreiz. Aber auch eine Neurodermitis oder Psoriasis (Schuppenflechte) können sehr unangenehme Hautprobleme bereiten. Bei allen möglichen Hautleiden ist es hilfreich, eine Aufladungs-Behandlung, wie in Kapitel 6 beschrieben, vorzunehmen. Diese Behandlung stärkt das eigene Immunsystem und hilft allgemein dabei, gesundheitliche Beschwerden aller Art deutlich besser zu kurieren.

Die HF-Behandlung

Gerötete Hautstellen, Schwellungen oder juckende Hautpartien können sehr gut mit der Flächenelektrode bei zunächst niedrigster Stromstärke behandelt werden. Falls Sie zur Behandlung Ihrer Hautkrankheit vom Arzt verordnete Salben, Cremes oder Tinkturen verwenden, sollten Sie eine HF-Behandlung unbedingt mit Ihrem Arzt absprechen. Möglicherweise können die verordneten Präparate zu starke Wirkungen – und damit Nebenwirkungen – erzeugen. Ansonsten ist die Verwendung einer klassischen Panthenol-Salbe sehr gut zur HF-Behandlung geeignet. Tragen Sie diese Salbe auf das entsprechende Hautareal dünn auf und behandeln Sie anschließend für 3 bis 5 Minuten je nach Größe der Hautfläche in direkter Kontaktbehandlung mit der Flächenelektrode. Erspüren Sie selbst, welche Stromstärke Ihnen persönlich am besten hilft. Bei starken Beschwerden ist es jedoch besser, zunächst mit der niedrigsten Einstellung zu beginnen. Zwei bis drei Behandlungen täglich sollten Ihnen deutliche Linderung verschaffen. Werden Sie einfach selbst kreativ und entdecken Sie Ihre persönliche HF-Behandlung.

Herz-Kreislauf-Beschwerden

Die Ursachen für Kreislaufbeschwerden sind sehr unterschiedlich: Von Herzerkrankungen oder Infektionen über Blutverlust oder Allergien bis hin zu Mangelernährung oder Stress können alle möglichen Gründe in Betracht kommen. Wenn der Kreislauf schlapp macht, dann ist oft der Blutdruck im Keller. Bei einem niedrigen Blutdruck erweitern sich die Gefäße und das Blut fließt langsamer. Die Organe werden schlechter durchblutet, auch das Gehirn erhält dabei zu wenig Sauerstoff. Klare Folge: der Kreislauf macht spürbare Beschwerden. Antriebslosigkeit, Schwächegefühl oder Schwindel sind typische Symptome solcher Kreislaufbeschwerden. Obwohl ein gesunder Kreislauf auch genetisch bedingt ist, können wir mit einer harmonischen Lebensweise einen positiven Einfluss auf das Herz-Kreislaufsystem ausüben.

Gefäßstärkende Vitalstoffe und Wechselduschen

Wodurch auch immer Kreislaufbeschwerden verursacht werden, in jedem Falle ist es wichtig, das Herz und das Gefäßsystem in seiner Leistungsfähigkeit zu unterstützen. Klassische Maßnahmen dazu sind viel Bewegung an der frischen Luft, eine gesunde und ausgewogene Ernährung mit gefäßstärkenden Vitalstoffen wie die Vitamine C und E und ein erholsamer Schlaf. Alles, was die Durchblutung fördert und den Blutdruck im Normbereich hält, ist auch gut für den Kreislauf. Wechselduschen am Morgen und eine fettarme Ernährung sind ideale Maßnahmen, um mögliche Beschwerden vorzubeugen. Bei ernsthaften Beschwerden sollte man jedoch grundsätzlich den Arzt aufsuchen. Denn hinter den Beschwerden kann auch eine ernsthafte Erkrankung stecken, die vom Arzt behandelt werden muss.

Top-Rezept: Hafer-Früchte Drink

Mit seinen löslichen Ballaststoffen, ungesättigten Fettsäuren, einem hohen Gehalt an Linolsäure, Vitaminen und Mineralstoffen ist der Hafer ein wirksamer Beschützer des Herz-Kreislaufsystems. Geben Sie 200 ml Milch, 5 EL zarte Hafer- oder Instantflocken, 50 g frische Früchte wie Bananen, Aprikosen oder Erdbeeren und etwas Honig in einen Mixer und mixen Sie alles, bis ein cremiger Drink entsteht. Dieser Drink ist der ideale Start in den Tag und kann auch das Frühstück ersetzen. Die Hafer-Ballaststoffe und das Kalium aus den Früchten machen nicht nur den Kreislauf, sondern auch die Figur topfit!

Die HF-Behandlung

Nehmen Sie täglich, am besten morgens und abends, eine Aufladungs-behandlung – wie in Kapitel 6 beschrieben – vor. Das stärkt das gesamte Herz-Kreislauf-System spürbar.

Heuschnupfen

Der Heuschnupfen ist eine allergisch bedingte Entzündung der Nasen-schleimhaut, auch allergische Rhinitis genannt. Ergänzend zur medizi-nischen Therapie kann eine Aufladungsbehandlung – wie in Kapitel 6 beschrieben – helfen, das Immunsystem im Kampf gegen die allergische Reaktion zu unterstützen.

Hexenschuss

Wer kennt das nicht: eine falsche Bewegung und es erwischt einen ganz heftig – ein Hexenschuss trifft einen immer unerwartet. Schuld daran ist aber in den meisten Fällen eine untrainierte und verhärtete Muskulatur, die sich bei einer ungewohnten Bewegung plötzlich äußerst schmerzhaft verspannt. Das beste Mittel zur Vorbeugung von Verspannungen ist ein bewusstes Muskeltraining, das die Muskulatur gut durchblutet und ela-stisch hält. Wer viel sitzt, der sollte sich bewusst öfter bewegen, damit die Muskeln nicht einrosten. Selbst wenn die Muskeln bereits schmerz-haft verspannt sind, hilft Bewegung am besten. Wenn es denn nun einmal passiert ist, dann hilft eine Hochfrequenz-Behandlung, wie unter dem Begriff > Gelenkbeschwerden beschrieben. Und meine scharfe Chili-Butter hilft auch sehr gut gegen die heftigen Schmerzen bei einem He-xenschuss. Das Rezept dazu finden Sie ebenfalls unter dem Begriff > Gelenkbeschwerden.

Husten

Ob trockener Reizhusten oder produktiver Husten mit Schleimauswurf – grundsätzlich sollte man Husten fachmedizinisch mit entsprechenden Medikamenten behandeln, damit aus einem akuten Husten, z.B. als Be-gleitsymptom einer Erkältung, keine chronische Erkrankung bildet. Zu-sätzlich kann man mit einer Aufladungsbehandlung – wie in Kapitel 6 beschrieben – sein Immunsystem stärken, um den Heilungsverlauf zu beschleunigen.

Immunschwäche

Ein schwaches Immunsystem gehört grundsätzlich in die Therapie eines Arztes. Aber auch die Hochfrequenz-Therapie kann das Immunsystem mit einer Aufladungsbehandlung deutlich unterstützen. Die Beschreibung dieser Behandlung finden Sie in Kapitel 6.

Juckreiz

Jucken, Kratzen, Scheuern – ein Juckreiz oder Pruritus kann viele Ursachen haben. Trockene Haut, Neurodermitis, Allergien oder Infektionen sind nur wenige mögliche Ursachen, die einen Juckreiz auslösen können. Grundsätzlich gilt es, die Ursache für den Juckreiz zu behandeln. In vielen Fällen jedoch hilft auch hier die Hochfrequenz-Behandlung. Dazu trägt man eine Lotion oder Salbe mit dem Wirkstoff Panthenol auf die betroffenen Hautstellen auf und behandelt diese für etwa 2 bis 3 Minuten mit der Flächenelektrode. Man wählt am besten die Stromstärke – von schwach bis stark – die sofort deutliche Linderung verschafft. Wenn man vom Arzt für eine Hauterkrankung ein Präparat zum Auftragen auf die Haut bekommen hat, dann sollte man die HF-Behandlung besser mit dem Arzt absprechen.

Kopfschmerzen

Wenn der Schädel brummt, dann kann man keinen klaren Gedanken mehr fassen. Kopfschmerzen können eine echte Plage sein. Im Gegensatz zu chronischen können akute Kopfschmerzen simple Ursachen haben. So können ein Vitalstoff- oder Wassermangel Kopfschmerzen auslösen. Auch der übermäßige Genuss von Zucker oder Kaffee, Zigaretten und Alkohol zeigt seine Auswirkungen: Nach der Zeche lässt der Kater schön grüßen. Aber auch Schlafmangel, seelische Überlastung oder Muskelverspannungen äußern sich häufig mit dem Symptom Kopfschmerz.

Ingwer als Naturmedizin

Wer Kopfschmerzen ohne Medikamente behandeln möchte, der hat gute Chancen mit Ingwer. Bei Schmerzen und speziell Kopfschmerzen leistet Ingwer gute Dienste dank dem Inhaltsstoff Gingerol. Das Gingerol ist chemisch verwandt mit dem Wirkstoff Acetylsalicylsäure (ASS), der als Schmerzkiller in z.B. Aspirin zum Einsatz kommt. Aber im Gegensatz zu ASS ist Ingwer reine Naturmedizin. Wer Ingwer als natürliches

Schmerzmittel probieren möchte, hat die Wahl zwischen frischem Ingwer, Ingwer-Pulver oder kandiertem Ingwer.

Top-Rezept: Anti-Kopfschmerz-Drink

Raspeln Sie 1 cm von der frischen Ingwerknolle und geben Sie den Saft mit Fruchtfleisch von einer Zitrone hinzu. Geben Sie diese Mischung in ein Glas mit 200 ml Wasser und verrühren Sie diese. Nach Belieben können Sie den Ingwer-Zitronen-Drink mit etwas Honig süßen. Zügig trinken. Wenn es einmal schnell gehen soll, dann verrühren Sie 1 TL Ingwer-Pulver (Gewürzpulver aus dem Supermarkt) und eine Messerspitze Vitamin-C-Pulver in Wasser.

Die HF-Behandlung

Auch der Hochfrequenzstab kann bei Kopfschmerzen gute Dienste leisten. Die klassische Aufladungs-Behandlung – wie im Kapitel 6 beschrieben – löst allgemein innere Verspannungen, vitalisiert und hilft so auch bei Kopfschmerzen. Zusätzlich kann man mit der Flächenelektrode bei mittlerer Stromstärke die Schläfen massieren. Dazu tragen Sie zuvor wenige Tropfen Minzöl auf die Schläfen auf und massieren anschließend jede Schläfe für 2 bis 3 Minuten. Das erfrischt den Kopf ungemein und macht den „Schädel frei". Mit der Kamm-Elektrode kann man auch bei geringer bis mittlerer Stromstärke den gesamten Kopf vorsichtig massieren wie mit einem Massagekamm. Dazu sollte jedoch die Kopfhaut trocken sein. Die Haare – sofern vorhanden – sollte man zuvor gut durchkämmen, damit die Kamm-Elektrode gut durch die Haare hindurch gleiten kann. Etwa 3 Minuten Hochfrequenz-Massage – und dem Kopf sollte es schnell wieder besser gehen.

Krampfadern

Als Krampfadern – in der Fachsprache Varizen – bezeichnet man knotig-erweiterte oberflächliche Venen. In vielen Fällen sind Krampfadern sichtbar, aber auch tiefere Venen können krankhaft verändert sein. Grundsätzlich gehört die Therapie von Krampfadern in die Hände eines Arztes (Venerologen). Allerdings kann man die Symptome wie zum Beispiel schwere Beine mit der Hochfrequenz-Therapie deutlich „erleichtern". Dazu behandelt man die Beine wie unter dem Begriff > Besenreiser beschrieben.

Leistungsschwäche

Unter dem Begriff > Erschöpfung finden Sie die passende Behandlung. Allerdings rate ich zu einem Arztbesuch, denn hinter einer dauerhaften Leistungsschwäche können verschiedene ernste Ursachen stecken, die medizinisch abgeklärt und behandelt werden müssen.

Lippenherpes

Wer einmal Lippenherpes hatte, der weiß, dass dies ganz schön schlimm werden kann. In meinem Ratgeber **DIE NEUEN SCHÖNMACHER** habe ich dazu geraten, beim ersten Lippenkribbeln mit einem Softlaser zu bestrahlen. Wer keinen Softlaser hat, der kann dies nun auch mit einem Hochfrequenzstab tun.

Die HF-Behandlung

Tragen Sie gleich beim ersten Kribbeln eine Lippenherpes-Creme auf die Lippen auf. Natürlich wirksam ist hierbei eine Creme mit Melissen-Extrakt aus der Apotheke. Dann bestrahlen Sie die Lippen großzügig mit der Punktelektrode bei mittlerer Stromstärke für etwa 1 bis 2 Minuten. Am besten wirkt die HF-Strahlung, wenn Sie die Lippen vorsichtig mit der Elektrode betupfen. Alternativ können Sie auch eine Flächenelektrode verwenden, behandeln die Lippen aber mit der Kante der Elektrodenfläche, weil die Hochfrequenzstrahlung dann fokussierter ist. Hochfrequenzstrahlung und Ozon sorgen nun dafür, dass die Herpesviren abgetötet werden. Um auch die Viren in tiefer liegenden Hautschichten zu killen, sollten Sie die Behandlung mindestens 2 mal täglich vornehmen. Die Lippen sollten sich relativ schnell wieder regenerieren. Wenn Sie nun jedesmal beim Lippenkribbeln sofort behandeln, dann werden Sie eines Tages feststellen, dass Sie immer seltener ein Lippenherpes erwischt. Das liegt daran, dass die „schlummernden" Herpesviren in den tieferen Nervenregionen um die Lippen herum von HF-Behandlung zu HF-Behandlung immer mehr geschwächt werden und so nur noch in Extremfällen „ausbrechen". Falls Sie häufiger unter Lippenherpes leiden, dann können Sie sogar die Lippen vorbeugend – zum Beispiel während einer HF-Gesichtsbehandlung – bestrahlen. Viren, Pilze und Bakterien aller Art werden von der Hochfrequenz-Strahlung sehr zuverlässig abgetötet. Auch Herpesviren haben gegen diese wundervolle Strahlung keine Chance.

Magenbeschwerden

Wenn der Magen Beschwerden macht, dann ist das äußerst übel. Wenn dann noch ernste Ursachen wie ein Magengeschwür oder eine Magenschleimhautentzündung hinter den Beschwerden steckt, dann hilft nur noch ein Arztbesuch. Wenn aber der Magen nach einer durchzechten Nacht oder nach einer übermäßigen Völlerei rebelliert, dann kann man ihn mit einer Hochfrequenz-Behandlung beruhigen. Dann massiert man etwas Feuchtigkeitslotion auf den Bauch bzw. auf die Magenregion. Mit der Flächenelektrode wird diese Region dann für 3 bis 5 Minuten bei mittlerer Stromstärke in kreisenden Bewegungen massiert. Ab und zu sollte man mit der Elektrode die Haut betupfen, damit kleine Funkenentladungen entstehen. So werden die unter der Behandlungsfläche liegenden Organe – eben der Magen – spürbar beruhigt. Ansonsten helfen nur die üblichen Maßnahmen wie Tee trinken, zum Beispiel Kräutertee aus Fenchel, Kümmel und Melisse oder Kamillentee.

Migräne

Wer unter Migräne leidet, der hat sicher schon unzählige Behandlungsmöglichkeiten ausprobiert, um die heftigen Beschwerden zu besänftigen. Ergänzend zu medizinischen Maßnahmen kann man auch die Hochfrequenz-Therapie nutzen. Unter dem Begriff > Kopfschmerzen findet man die Beschreibung der HF-Behandlung, die man u.a. auch bei Migräne-Attacken anwenden kann.

Muskelbeschwerden

Ob Muskelkater oder Muskelzerrung – beides tut ganz schön weh. Und genau hier hilft die Hochfrequenz-Behandlung sehr gut. Durch die HF-Strahlung werden überanspruchte Muskeln erwärmt, besser durchblutet und über das Blut mit Nährstoffen versorgt. Dadurch lassen Schmerzen deutlich schneller nach, die betroffenen Muskeln können sich rascher regenerieren. Tragen Sie zunächst eine gute Venencreme oder eine Sportsalbe auf die betroffenen Muskeln auf. Anschließend massieren Sie mit der Flächenelektrode für 3 bis 5 Minuten den betroffenen Muskel bei mittlerer bis starker Stromstärke. Die Wirkstoffe aus der Creme oder Salbe können so zusätzlich viel intensiver wirken. Gute Präparate mit pflanzlichen Wirkstoffen kann Ihnen Ihre Apotheke empfehlen. Verwenden Sie jedoch niemals Schmerzsalben mit Schmerzwirkstoffen wie Diclofenac oder Ibuprofen. Die Nebenwirkungen solcher Präparate werden durch die Hochfrequenz-Strahlung extrem verstärkt.

Narben

Eine Narbe ist verhärtetes Gewebe, das üblicherweise nach einer Wundheilung entsteht. Die kollagenen Fasern einer Narbe sind nicht mehr komplex verflochten wie im gesunden Gewebe. Deswegen sind Narben auch nicht so elastisch wie normales Hautgewebe. Wenn Narben sehr groß, wucherig (keloid) oder an deutlich sichtbaren Körperstellen platziert sind, dann können Narben sehr störend wirken. Wie auch immer, es gibt konservative Maßnahmen, Narben zu behandeln und ihr Erscheinungsbild zu verbessern. Mit speziellen Okklusions-Gelen, die auf der Narbe wie ein Gummiverband antrocknen, wird das Narbengewebe daran gehindert zu wuchern. Dadurch werden Narben flacher und glatter. Diese speziellen Narben-Gele erhält man in der Apotheke. Aber auch die HF-Therapie kann sehr viel dazu beitragen, dass aus einer Narbe keine Wuchernarbe (Keloid) wird. Dazu trägt man eine Panthenol-Salbe auf die möglichst junge Narbe auf und bestrahlt die Narbe mit der Flächenelektrode bei mittlerer Stromstärke für 2 bis 3 Minuten. Die HF-Strahlung sorgt dafür, dass sich die neuen Hautzellen geordneter reproduzieren. Die Narbe wird so wesentlich feiner, zarter und glatter. Mit ein wenig Glück wird die Narbe sogar fast unsichtbar. Fangen Sie bei einer frischen Wunde möglichst frühzeitig mit der Bestrahlung an und behandeln Sie jeden Tag, bis die Wunde sich komplett verschlossen hat. Aber auch alte Narben lassen sich mit der HF-Behandlung noch deutlich verschönern.

Neurodermitis

Eine Neurodermitis, medizinisch als atopisches Ekzem bezeichnet, kann sehr viele Probleme verursachen. Die Haut entzündet und rötet sich, sie juckt und schuppt. Salben und Lotionen mit besonderen Wirkstoffen wie z.B. Panthenol, Harnstoff (Urea), Nachtkerzenöl usw. beruhigen die Haut und bringen oft eine spürbare Linderung der bekannten Neurodermitis-Symptome. Solche „natürlichen" Präparate können Sie durchaus zur Hochfrequenz-Behandlung verwenden. Tragen Sie Ihr spezielles Pflegeprodukt auf die Haut auf und behandeln Sie diese wie unter dem Begriff > Hautleiden beschrieben. Sie sollten allerdings keine medizinischen Salben und Lotionen mit Kortison, Antibiotika oder ähnlichen Wirkstoffen bei der HF-Behandlung verwenden, weil die Wirkungen und Nebenwirkungen dieser Präparate durch die Hochfrequenz-Strahlung deutlich verstärkt werden.

Pilzinfektionen

Die Hochfrequenz-Strahlung killt sehr zuverlässig Pilze, Viren und Bakterien – und das ohne Nebenwirkung. Eine Musterbehandlung bei Pilzinfektionen habe ich unter dem Begriff > Fußpilz beschrieben.

Psoriasis

Die Psoriasis bzw. Schuppenflechte ist eine erblich bedingte, nicht ansteckende und entzündliche Hauterkrankung. Gerötete Hautstellen und Abschuppen der Haut gehören zu den klassischen Symptomen. Die Schuppenflechte gilt als nicht heilbar. Dennoch möchte ich die Hochfrequenz-Therapie als eine adjuvante Behandlungsmöglichkeit vorschlagen, weil diese bei so vielen Hauterkrankungen schon fast wahre Wunder bewirken kann. Ich spreche hier aus eigener Erfahrung. Bitte probieren Sie eine Behandlung wie unter dem Begriff > Hautleiden bzw. > Neurodermitis beschrieben.

Reizblase

Unter dem Begriff > Blasenleiden finden Sie eine gute Behandlungsmöglichkeit mit dem Hochfrequenz-Stab.

Reizdarm

Auch für den Reizdarm kann eine Hochfrequenz-Therapie Gutes tun. Eine Behandlung finden Sie unter dem Begriff > Darmbeschwerden.

Rheuma

Rheuma hat viele Gesichter. Aber eines haben fast alle Formen von Rheuma gemeinsam: Schmerzen. Wie Sie diese am besten in den Griff bekommen, das erfahren Sie unter den Begriffen > Arthrose, > Chronische Schmerzen und > Gelenkbeschwerden.

Rückenschmerzen

Wenn der Rücken schmerzt, dann kann das viele Ursachen haben. Grundsätzlich sollte man die jeweilige Ursache vom Arzt abklären und behandeln lassen. Was man selbst mit der Hochfrequenz-Therapie gegen die Schmerzen tun kann, das kann man unter dem Begriff > Chronische Schmerzen bzw. > Gelenkbeschwerden nachlesen.

Schlafstörungen

Für Schlafstörungen gibt es viele Ursachen wie Stress, übermäßiger Konsum von Genussmitteln wie Alkohol und Nikotin, Medikamente oder hormonelle Störungen. Auch ein ungeordneter Tagesablauf, Schichtarbeit und psychische Probleme wie Depressionen können eine Schlaflosigkeit verursachen. Und wer sich unmittelbar vor dem Schlafengehen den Bauch voll schlägt, der muss ebenfalls damit rechnen, dass ihm die Nacht keine Ruhe schenkt, weil das Verdauungsystem ordentlich arbeiten muss.

Natürliche Müdemacher und ein gutes Bett

Bevor man zu Schlafmitteln greift, sollte man sich auf natürliche Art auf die Nachtruhe einstimmen: Stress und Hektik vor der Bettruhe vermeiden und lieber mit angenehmer Musik oder einem guten Buch vom Alltag abschalten. Das Schlafzimmer sollte immer gut gelüftet und völlig dunkel sein. Das Bett sollte eine gute Matratze haben. Die Aminosäure Tryptophan in Lebensmitteln wie Käse, Fleisch, Geflügel, Fisch, Erbsen oder Haferflocken schafft die Grundvoraussetzung für guten Schlaf. Daraus stellen bestimmte Gehirnzellen den wichtigen Nervenbotenstoff Serotonin her, woraus die Zirbeldrüse in der Nacht schließlich das Schlafhormon Melatonin produziert. Vitamin C, B6 und Mangan unterstützen diesen Prozess.

Salat-Opiate machen schön müde

Die Natur hat ein hervorragendes Schlafmittel wachsen lassen: Kopfsalat (Lactuca sativa). Der grüne Blattsalat enthält einen opiatähnlichen Wirkstoff, das Lactucarium, auch als Salat-Opium bekannt. Dieser Stoff wirkt auf das vegetative Nervensystem und dämpft erfolgreich Erregungszustände, mindert Stressauswirkungen und fördert einen erholsamen Schlaf. Somit kann ein Grüner Salat am Abend tatsächlich eine wirksame Einschlafhilfe sein. Dazu sollte man den Salat mit etwas Öl anmachen, weil das Lactucarium öllöslich ist. Noch besser als ein Salat aber wirkt ein Schlummertrunk mit Salat-Opiaten.

Top-Rezept: Schlummertrunk bei Schlafstörungen

Zerrupfen Sie 3 bis 4 grüne Blätter vom Kopfsalat und geben diese in einen Mixer. Geben Sie 150 ml heiße Milch und 1 TL Honig dazu und mixen Sie die Zutaten zu einem cremigen Drink. Diesen trinken Sie warm etwa 30 Minuten vor dem Zubettgehen. Dabei wirken die Salat-Opiate einschlaffördernd, und das Tryptophan aus der Honigmilch sorgt zusätzlich für eine angenehme Nachtruhe.

Die HF-Behandlung

Es klingt fast unglaublich, aber Schlafstörungen lassen sich mit der Hochfrequenz-Therapie genau so behandeln wie eine > Erschöpfung. Durch die klassische Aufladungs-Behandlung (s. Kapitel 6) wird der Körper wieder ins Lot gebracht. Bei Erschöpfung und Müdigkeit spendet diese Behandlung Energie und Vitalität. Schlafstörungen werden deutlich gebessert, weil die Aufladungs-Behandlung ausgleichend und harmonisierend wirkt. Allerdings müssen Sie selbst herausfinden, zu welcher Tageszeit – morgens oder abends – die Aufladungs-Behandlung am besten wirkt. Das kann von Mensch zu Mensch sehr unterschiedlich sein.

Schmerzen

Schauen Sie bitte unter dem Begriff > Chronische Schmerzen nach. Da finden Sie Hilfe bei allen möglichen Schmerzproblemen.

Schnupfen

Unter dem Begriff > Grippaler Infekt finden Sie die HF-Lösung bei Schnupfen. Zusätzlich empfehle ich, die Nase mit der Flächenelektrode für etwa 2 Minuten bei mittlerer Stromstärke zu bestrahlen und dabei das feine Ozon tief einzuatmen. Die geringe Ozonmenge ist absolut ungefährlich und tötet Krankheitserreger in der Nase zuverlässig ab.

Natur hilft bei Schnupfen

Eines der besten natürlichen Mittel gegen Erkältungskrankheiten ist reines etherisches Eukalyptusöl. Dieses Aromaöl enthält u.a. hochwirksames Cineol, das Viren und Keimen den Garaus macht. Besonders wirksam ist Eukalyptusöl bei Schnupfen und Atemwegserkrankungen. Das starke Öl „verduftet" regelrecht die typischen Krankheitserreger und macht so die Atemwege wieder frei.

Top-Rezept: Eukalyptus-Brustbeutel gegen Schnupfen

Geben Sie ein paar Tropfen Eukalyptusöl auf ein Papiertaschentuch und stecken Sie dieses in ein flaches Stoffsäckchen, das Sie sich mit einer Kordel in Brusthöhe um den Hals hängen. So inhalieren Sie gleichmäßig über den ganzen Tag oder während der Nacht das wohltuende Eukalyptusöl, das für eine freie Nase sorgt. Ihre Haut und Ihre Kleidung werden so nicht mit fettiger Erkältungssalbe eingeschmiert.

Schwindel

Unter dem Begriff > Herz-Kreislauf-Beschwerden finden Sie die passende HF-Hilfe.

Stress

Die klassische Aufladungs-Behandlung wirkt ausgleichend bei Stress-Beschwerden. Im Kapitel 6 finden Sie die Behandlungsmethode.

Übergewicht

Wie Ihnen die HF-Behandlung auch bei Übergewicht helfen kann, das finden Sie unter dem Begriff > Adipositas.

Venenbeschwerden

In der Blütezeit der Hochfrequenz-Therapie war diese besonders bei Gefäßleiden sehr beliebt. Wie Sie erfolgreich Venenleiden lindern, das erfahren Sie unter dem Begriff > Besenreiser.

Verdauungsstörungen

Wenn Sie unter dem Begriff > Darmbeschwerden nachsehen, dann finden Sie die passende HF-Behandlung bei Verdauungsstörungen.

Warzen

Warzen sind kleine, infizierte Hautgeschwülste, hervorgerufen durch Viren. In der Regel helfen spezielle Tinkturen oder das Veröden durch spezielle Kältesprays. Man kann Warzen zusätzlich mit Hochfrequenz bestrahlen, um die Viren abzutöten. Mit der Fulgurationselektrode, die jedoch nur schwer erhältlich ist, kann man Warzen direkt veröden. Mit der Punktelektrode kann man bei hoher Stromstärke die Warze für 2 Minuten betupfen, so dass der entstehende Funkenüberschlag die Warze besonders intensiv desinfiziert und austrocknet. Allerdings sollte man eine Warze so mehrmals täglich, am besten in Kombination mit einer Warzentinktur, behandeln, bis diese verschwunden und abgeheilt ist.

Wechseljahresbeschwerden

Die Wechseljahre sind oft gekennzeichnet von typischen Beschwerden wie Hitzewallungen, Frieren und Unwohlsein. Der Organismus erlebt ein wahres Wechselbad der Gefühle. Dieses Auf und Ab, Hin und Her kann man mit der klassischen Aufladungs-Behandlung deutlich stabilisieren. Schauen Sie einfach mal in Kapitel 6 bei der Aufladungs-Behandlung nach.

Wunden

Oberflächliche Wunden wie Schürf- oder kleinere Schnittwunden kann man genau wie unter > Hautleiden beschrieben behandeln. Durch die HF-Strahlung wird die Wunde sanft und zuverlässig desinfiziert, die Zellneubildung wird deutlich angeregt. Bei regelmäßiger Behandlung der Wunde heilt diese wesentlich schneller ab. Es ist jedoch selbstverständlich, dass man mit einer schweren Verletzung bzw. Wunde unbedingt zum Arzt gehen sollte.

Zittern

Zittern und Zuckungen ohne eine verursachende Erkrankung wie z.B. Parkinson können häufig durch Stress, Angstzustände, Kaffee- oder Alkoholabusus sowie durch Medikamente verursacht werden. Bei Stressbeschwerden hilft am besten die klassische Aufladungs-Behandlung wie in Kapitel 6 beschrieben. Ansonsten hilft nur: Ursachen finden und Auslöser für das Zittern meiden. Nötigenfalls sollten Sie einen Arzt konsultieren.

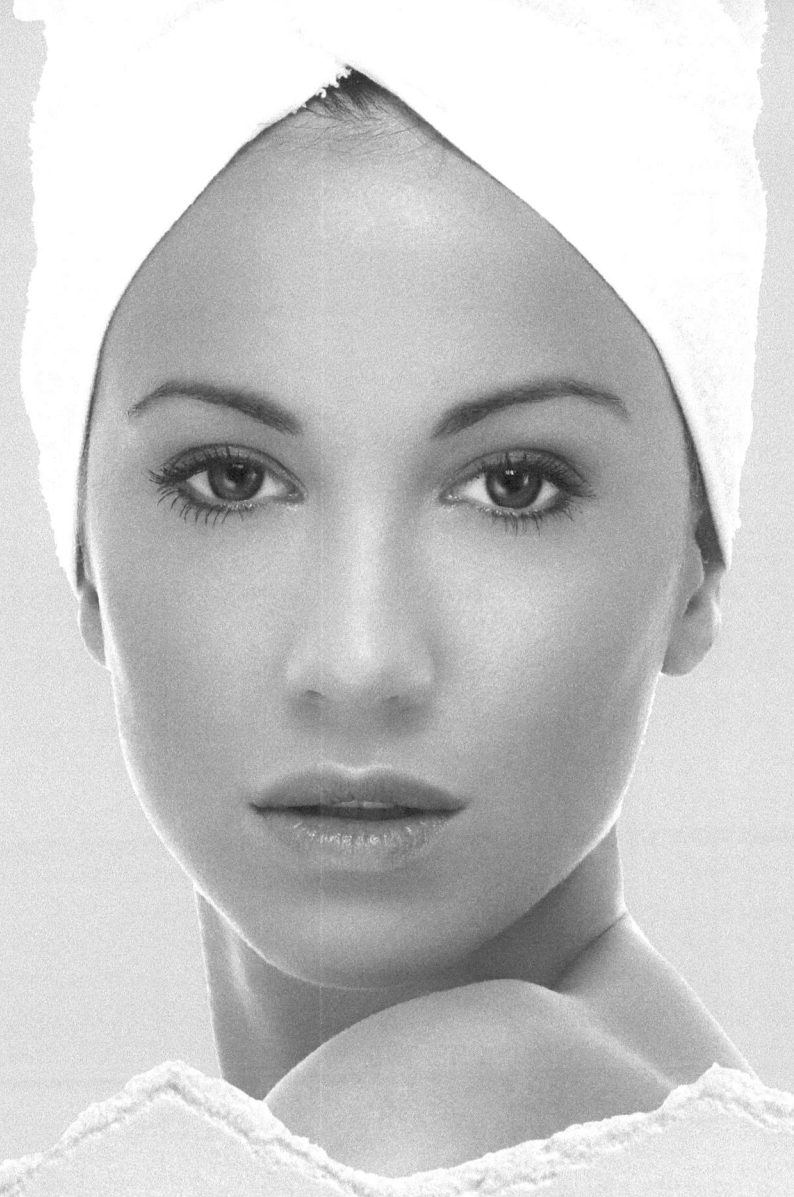

Schönheit von A bis Z

Schönheitsprobleme von A bis Z
mit dem Hochfrequenz-Wunderstab
gezielt und erfolgreich behandeln

09

Schönheit von A bis Z

Schönheitsprobleme von A bis Z mit dem Hochfrequenz-Wunderstab gezielt und erfolgreich behandeln

Vor rund 100 Jahren stand auch die Schönheitsbehandlung mit dem HF-Wunderstab hoch im Kurs. Die alten Handbücher beschreiben die Schönheitspflege mit der Hochfrequenz-Strahlung zum Teil etwas skurril. Hier wird u.a. von verhungerten Zellen gesprochen, die mit der HF-Behandlung wieder zum Leben erweckt werden. Das klingt etwas verstaubt und für heutige Zeiten recht merkwürdig. Ich selbst kenne die Hochfrequenz-Therapie nun schon viele Jahre und wende diese besonders zur Beautybehandlung äußerst erfolgreich an. Allerdings habe ich selbst im Laufe der Jahre viele interessante Entdeckungen gemacht und herausgefunden, wie man diese wundervolle Behandlungsform für die Schönheit noch optimieren kann.

In Kombination mit speziellen Wirkstoffen kann man mit der Hochfrequenz-Therapie selbst schwierigsten Schönheitsproblemen an den Kragen gehen. Akne, Altersflecken, Krähenfüße, Haarausfall, Cellulite und viele weitere Schönheitsbeschwerden sind mit der Hochfrequenz-Therapie kein Problem mehr. Selbst ein komplettes Face Lifting kann man mit dem Wunderstab vornehmen. Schlaffe Haut, Runzeln und Falten adé. Lassen auch Sie Ihre Schönheit mit der Hochfrequenz-Therapie neu erstrahlen.

Grundregeln für die HF-Beauty-Behandlung

Die Hochfrequenz-Strahlung wirkt in Sachen Schönheit alleine schon sehr gut. Aber in Kombination mit bewährten Beauty-Wirkstoffen kann man die Wirkung noch enorm steigern. Allerdings sollten die Wirkstoff-Präparate wie z.B. Cremes oder Seren auch möglichst hautverträglich sein, damit man keine böse Überraschung erlebt. Negative Inhaltsstoffe in Pflegeprodukten wie Parfum, Konservierungs- oder andere Reizstoffe können nämlich zu unangenehmen Nebenwirkungen führen. Man sollte grundsätzlich die Inhaltsstoffe von Beautyprodukten studieren und möglichst nur auf Produkte ohne negativen Inhaltsstoffe zurückgreifen. Das Internet ist dabei die beste Hilfe.

Auch die HF-Behandlung selbst wird von Mensch zu Mensch anders wahrgenommen. Der Eine mag lieber eine milde Behandlung mit geringer Stromstärke. Der Andere gibt lieber Vollgas und mag eine besonders intensive Behandlung. Jeder muss für sich selbst seine persönliche Behandlungsstärke und -zeit herausfinden. In meinen Anleitungen gebe ich nur durchschnittliche Richtwerte an, die von Person zu Person variieren können.

Individuelle Empfehlungen

In diesem Kapitel erkläre ich Ihnen die Behandlungsmöglichkeiten zu den häufigsten Schönheitsproblemen von A bis Z. Wenn Sie das vorige Kapitel zu den Gesundheitsbeschwerden gelesen haben, dann können Sie sich vielleicht schon vorstellen, wie gut die Hochfrequenz-Therapie auch bei Schönheitsproblemen hilft.

Akne

Akne ist eine der häufigsten Hautkrankheiten, die vornehmlich in der Pubertät durch die Hormonveränderung auftritt. Aber nicht nur Teenager, sondern auch Erwachsene können, meist aufgrund von Hormonstörungen, von einer Akne betroffen sein. Akne äußert sich in entzündlichen Pusteln und Pickeln, die hauptsächlich im Gesicht, aber auch an anderen Körperregionen auftreten können. Bei einer leichten Akne kann man sich oft mit einer gezielten Pflege mit speziellen Anti-Pickel-Produkten gut selbst helfen. Diese Pflegeprodukte wirken häufig leicht austrocknend auf die Haut und reduzieren somit den übermäßigen Talgfluss der Haut, der für die Pickelbildung verantwortlich ist. Solche Produkte enthalten Wirkstoffe wie Alkohol, Salicylsäure in niedrigen Konzentrationen, Zink, Allantoin, Mikrosilber, Fruchtsäuren und weitere typische Anti-Pickel-Wirkstoffe. Bei einer schweren Verlaufsform der Akne sollte man grundsätzlich einen Hautarzt konsultieren. Dieser verordnet meist verschreibungspflichtige Akne-Präparate mit Wirkstoffen wie Tretinoin (Vitamin-A-Säure) oder Benzoylperoxid. In manchen Fällen können auch Medikamente zum Einnehmen angezeigt sein.

Die HF-Strahlung bei Pickeln und Akne

Bei unreiner Haut, Pickeln und Akne ist die Hochfrequenz-Strahlung eine der besten Behandlungsmöglichkeiten, die ich kenne. Die HF-Strahlung desinfiziert die Haut sehr tiefgehend, ohne die Haut zu stark zu reizen. Entzündungen klingen sehr rasch ab. Die Haut wird von Behandlung zu Behandlung reiner, klarer und feinporiger. Von zahlreichen Anwendern weiß ich, dass sie die HF-Therapie als Wundermittel bezeichnen, weil keine Behandlung zuvor – auch nicht mit aggressiven Substanzen wie Vitamin-A-Säure oder Benzoylperoxid – je so gut gewirkt hat. Ich selbst kann diese Wunderwirkung nur bestätigen. Wenn ich mal wieder einen dicken Pickel bekomme, dann bestrahle ich diesen, und bereits am nächsten Tag ist er fast verschwunden. Wer unter Akne leidet und selbst kaum Behandlungserfolge mit herkömmlichen Therapien verzeichnen kann, der sollte sich unbedingt einen HF-Stab kaufen.

Die HF-Behandlung

Bei vereinzelten Pickeln oder bei einer leichten Akne trägt man auf das gereinigte Gesicht eine klassische Anti-Pickel-Creme auf. Es gibt zwar unzählige Präparate auf dem Markt, aber in der Drogerie oder Apotheke kann man sich gut beraten lassen. Am besten ist ein Präparat, welches man über Nacht einwirken lassen kann, das die Haut nicht austrocknet. Wenn man nun diese Anti-Pickel-Nachtcreme aufgetragen hat, dann kann man mit der Flächenelektrode die Haut bei leichter bis mittlerer Stromstärke leicht massieren. Für das gesamte Gesicht reichen 3 bis 5 Minuten, je nach eigenem Empfinden. Anschließend sollte man jeden einzelnen Pickel noch für 30 Sekunden mit der Kante der Flächenelektrode oder mit der Punktelektrode betupfen, so dass kleinste Funken auf die Haut überspringen. Ob mittlere oder höhere Stromstärke, das entscheiden Sie je nach Empfinden. Diese Funkenbehandlung killt jeden Pickel. Nur selten brauchen sehr hartnäckige Pickel mehrere Funkenbehandlungen.

Bei einer schweren Akne behandelt man die Haut direkt nach der Reinigung – ohne ein Präparat auf die Haut aufzutragen. Wenn Sie zum Beispiel Vitamin-A-Säure, Benzoylperoxid oder andere „scharfe" Präparate verwenden, dann tragen Sie diese bitte erst nach der HF-Behandlung auf, weil die Wirkung dieser aggressiven Substanzen sonst zu stark intensiviert werden könnte. Sprechen Sie bitte auch mit Ihrem Hautarzt über die zusätzliche HF-Therapie. Eigentlich müsste er diese Behandlungsform kennen. Falls nicht, dann zeigen und erklären Sie ihm den Wunderstab. Er sollte normalerweise absolut begeistert sein (wenn er denn verständig und schlau genug ist!). Viele Kosmetikerinnen verwenden die HF-Therapie schon ewig mit Riesenerfolg bei Hautbehandlungen aller Art. Jetzt können Sie sich die hochwirksame Luxus-Behandlung für kleines Geld auch zu Hause gönnen.

Alopezie

Alopezie ist der Fachbegriff für Haarausfall. Die häufigsten Ursachen für einen verstärkten Haarausfall sind Mangelernährung, schwere Krankheiten, Stress, Störungen im Immunsystem oder hormonelle Probleme. Am gefürchtetsten ist wohl der erblich bedingte, der sogenannte androgenetische Haarausfall. Frühzeitig erkannt und entsprechend behandelt, kann man allerdings selbst den erblichen Haarausfall mit geeigneten Mitteln bremsen oder verzögern, so dass man(n) keine Glatzenbildung befürchten muss. Zu diesen Mitteln gehören Medikamente zum Einnehmen wie Sabal-Kapseln oder Finasterid-Tabletten, die die Umwandlung von harmlosem Testosteron zu aggressivem DHT-Hormon unterbindet, was schließlich für den Haarausfall verantwortlich ist. Über Sabal habe ich bereits in meinem Ratgeber *BioAging* ausführlich geschrieben. Über die genaue Funktionsweise von Sabal und Finasterid kann man sich im Internet schlau machen. Haarwasser und Tinkturen mit Koffein sollen den Haarverlust mindern und den Haarwuchs anregen. Aus dem medizinischen Bereich kommen Präparate mit dem Wirkstoff Minoxidil, die ebenfalls äußerlich wie Haartinkturen verwendet werden. Eine Kombination von Präparaten zum Einnehmen und zur äußerlichen Anwendung versprechen große Erfolge im Kampf gegen den erblich bedingten Haarausfall. Auf Platz 1 steht die Kombination Finasterid zum Einnehmen und Minoxidil zum Auftragen auf die Kopfhaut.

Die HF-Strahlung bei Haarausfall

Grundsätzlich ist die HF-Therapie eine sehr wirksame Methode zur Behandlung von Haarausfall. Durch die HF-Strahlung wird die Kopfhaut stark durchblutet und die Haarwurzeln werden mit wichtigen Nährstoffen aus dem Blut versorgt. Das alleine sorgt schon für eine Kräftigung des Haarwuchses. Wenn man die HF-Therapie nun noch mit entsprechenden Wirkstoffen kombiniert, so kann man den Haarausfall äußerst erfolgreich besiegen. Welches Präparat Sie als Haartinktur äußerlich verwenden möchten, das bleibt Ihnen überlassen. Es gibt so viele Haartinkturen mit unterschiedlichen Wirkansätzen, da sollten Sie sich von einem Fachmann (Hautarzt oder Apotheker) beraten lassen.

Die HF-Behandlung

Verwenden Sie täglich ein gutes Haartonikum mit Anti-Haarausfall-Wirkstoffen wie Koffein oder Minoxidil. Bei Minoxidil-Präparaten lassen Sie sich am besten von einem erfahrenen Apotheker beraten oder schauen Sie ins Internet, um Ihre persönliche Lösung zu finden. Mein Vorschlag: Verwenden Sie morgens das von Ihnen gewählte Haartonikum nach Anweisung. Abends führen Sie dann eine HF-Behandlung auf der trockenen Kopfhaut durch. Dazu verwenden Sie die Kammelektrode, die perfekt für diese Behandlung geeignet ist. Fangen Sie mit leichter Stromstärke an und steigern Sie diese, bis Sie ein angenehmes Prickeln auf der Kopfhaut verspüren. Kämmen Sie nun Ihren gesamten Schädel, am besten Scheitel für Scheitel ab, bis die gesamte Kopfhaut gut bestrahlt ist. Das kann durchaus je nach Haarlänge bis zu 5 Minuten dauern. VORSICHT: Tragen Sie direkt vor der Behandlung keine alkoholische Tinktur auf die Kopfhaut auf, weil die HF-Strahlung diese entzünden könnte. Führen Sie diese Kombibehandlung – morgens Haartinktur und abends HF-Behandlung – täglich durch. Sie werden feststellen, dass der Haarausfall in wenigen Wochen stark nachlässt oder sogar völlig stoppt. Die HF-Strahlung sorgt dafür, dass die Haarwurzeln spürbar reaktiviert werden. Geschwächte Haare können so deutlich sichtbar kräftiger nachwachsen. Eine bessere Behandlung gegen Haarausfall ist mir momentan nicht bekannt.

Altersflecken

Altersflecken sind Pigmentveränderungen, die im Alter sichtbar werden, und zwar hauptsächlich an Hautstellen, die im Leben sehr oft und ausgiebig der UV-Strahlung ausgesetzt waren. Diese bräunlichen Pigmentflecken zählen zu den gutartigen Hautveränderungen. Sie bilden sich durch Ansammlungen von Pigmenten in der Oberhaut. Der Entstehung von Altersflecken beugt man wie allen Zeichen der Hautalterung durch einen guten Schutz vor der UV-Strahlung vor. Innerlich hilft eine ausreichende Versorgung mit allen wichtigen Antioxidantien wie Vitamin C,

E, Coenzym Q 10, Zink und Selen. Auch Carotinoide wie zum Beispiel Betacarotin oder das hochpotente Astaxanthin helfen bei der Vorbeugung von typischen Hautalterungserscheinungen.

Die HF-Behandlung

Tragen Sie ein handelsübliches Präparat zur Behandlung von Alters- bzw. Pigmentflecken auf die Haut auf. Solche Präparate enthalten oft Wirkstoffe wie Vitamin C, Fruchtsäuren, Pflanzenextrakte wie Bärentraube oder Gänseblümchen. Es gibt viele Kosmetika gegen Pigmentflecken mit vielen unterschiedlichen Wirkstoffen. Mein Tipp: Machen Sie sich vorab im Internet schlau, welche Präparate von Anwendern am besten in der Wirkung bewertet werden. Nachdem Sie das Präparat auf die Haut aufgetragen haben, können Sie mit der HF-Behandlung dessen Wirkung enorm steigern. Dazu massieren Sie mit der Flächenelektrode die behandelte Haut bei mittlerer Stromstärke für etwa 2 bis 3 Minuten bei der Gesichtsanwendung. Durch die HF-Strahlung können die Wirkstoffe aus dem zuvor aufgetragenen Präparat wesentlich intensiver wirken. Und bitte nicht vergessen: tagsüber immer eine Creme oder Make up mit hohem Lichtschutz verwenden. Es gibt inzwischen auch spezielle Lichtschutz-Cremes, die vor Pigmentflecken schützen.

Augenfältchen

Die zarte Haut in der Augenregion ist besonders empfindlich und neigt recht frühzeitig zur ersten Fältchenbildung. In den meisten Fällen genügt eine reichhaltige Augenpflege, damit die Fältchen sich wieder etwas glätten. Geeignete Wirkstoffe sind Hyaluronsäure, Peptide wie Argireline (Acetyl-Hexapeptide-3), Matrixyl Synthe'6 (Palmitoyl Tripeptid-38) oder Eyeseryl (Acetyl Tetrapeptid-5). Die passenden Kosmetik-Produkte findet man leicht über eine Suche im Internet.

Die HF-Behandlung

Entweder nur solo die Augenregion oder im Rahmen einer Gesichtsbehandlung: Für die Augen und das Gesicht ist die Flächenelektrode ideal ausgeformt. Die Augenregion inklusive der Oberlider wird zuvor mit einer guten Augencreme behandelt. Anschließend massiert man mit der Flächenelektrode bei niedriger bis mittlerer Stromstärke die gesamte Augenregion. Auch die geschlossenen Augenlider können ohne Bedenken zart massiert werden. So werden eventuell erschlaffte Oberlider nach und nach spürbar gestrafft. Pro Auge genügt eine tägliche Behandlungszeit von etwa 2 Minuten.

Bindegewebsschwäche

Cellulite und die sogenannten Fledermausärmel sind typische Beispiele für eine Bindegewebsschwäche. Aber auch der Bauch ist oft betroffen. Straffende Kosmetika mit z.b. Koffein oder Centella Asiatica (Tigergras) werden als klassische Straffungsmittel angeboten. Mit der HF-Behandlung kann die Wirkung enorm gesteigert werden.

Die HF-Behandlung

Tragen Sie zunächst eine straffende Lotion oder ein Straffungsöl auf die betroffenen Stellen auf. Anschließend massieren Sie diese mit der Flächenelektrode bei mittlerer bis hoher Stromstärke für 3 bis 5 Minuten, bis die Haut sich leicht rötet. Die Haut ist nun stark durchblutet und die Wirkstoffe aus dem Straffungsmittel können jetzt besonders intensiv wirken. Erste Erfolge sollten Sie bei täglicher Behandlung bereits nach einer Woche registrieren.

Cellulite

> siehe Bindegewebsschwäche.

Couperose

Als Couperose bezeichnet man feinste erweiterte Äderchen im Gesicht, die bläulich-rötlich durch die Haut hindurch scheinen. Zur Behandlung der Couperose gibt es verschiedene Cremes wie Anti-Rötungs-Cremes, die allerdings alleine verwendet oft nicht überzeugend wirken. Mit der HF-Strahlung kann man die Wirkung solcher Couperose-Cremes jedoch deutlich verstärken.

Die HF-Behandlung

Tragen Sie nach der Gesichtsreinigung das Couperose-Präparat großzügig auf die Haut auf und massieren Sie diese mit der Flächenelektrode bei niedriger Stromstärke bis das Präparat vollkommen von der Haut absorbiert ist. Führen Sie diese Behandlung täglich durch. Wenn die roten Äderchen deutlich verblasst sind, dann genügt es, wenn Sie die HF-Behandlung noch drei mal wöchentlich vornehmen. Das Couperose-Präparat sollten Sie jedoch dauerhaft zur Pflege verwenden, damit der Erfolg dauerhaft erhalten bleibt.

Elastizitätsmangel
> siehe Bindegewebsschwäche.

Face Lifting
Falten, schlaffe und eingesunkene Haut kann man mit einem Face Lifting perfekt behandeln – aber nicht bei einem Schönheitschirurgen, sondern selbst zu Hause. Was wie ein Wunder klingt, das wird mit der HF-Therapie Realität. Ein HF-Face-Lift mit den richtigen Wirkstoffen kann tatsächlich Wunder bewirken. Viele Kosmetikerinnen verwenden ebenfalls den HF-Wunderstab, um spezielle Wirkstoffe aus Ampullen und Seren in die Haut ihrer Kundinnen einzuschleusen. Ob unreine Haut, Falten, Pigmentflecken, Elastizitätsmangel oder andere Hautprobleme – die HF-Behandlung ist in der professionellen Kosmetik ein großer Erfolg. Für diesen Erfolg müssen Sie allerdings nun nicht mehr zur Kosmetikerin gehen, sondern können ihn nun immer selbst bei sich zu Hause erzielen.

Wasser oder Fett
Spezielle Wirkstoffe in Kombination mit der HF-Strahlung stehen für überzeugende Ergebnisse beim HF-Face-Lift. Von Ampullen über Seren bis hin zu Spezialcremes gibt es zahlreiche Wirkstoffpräparate mit speziellen Wirkkonzepten. Wichtig ist zunächst einmal, dass Sie herausfinden, ob bei Ihnen eher wässerige Produkte wie Ampullen, Gels oder Seren oder ölige bzw. fettige Präparate wie Cremes, Salben oder Wirkstofföle bei der HF-Behandlung besser wirken. Testen Sie einfach wie sich Gel oder Öl bei der HF-Behandlung auf Ihrer Haut verhalten. Mag Ihre Haut lieber Gel? Oder doch eher Öl? Jede Haut ist anders und reagiert auch entsprechend auf Pflegeprodukte recht unterschiedlich. Wenn Sie nun wissen, was Ihre Haut besser verträgt, dann verwenden Sie für das HF-Face-Lift ein entsprechendes Produkt.

Wirkstoffe für die Schönheitsbehandlung
Die Wirkstoffe in Pflegeprodukten sind stark mitverantwortlich für das optimale Ergebnis beim HF-Face-Lift. Nachfolgend möchte ich Ihnen

einige wichtige Wirkstoffe vorstellen. Gute Präparate entdeckt man am besten über das Internet. Hier findet man zahlreiche Infos und Bewertungen zu einer Vielzahl von Produkten. Kaufen sollte man nur Produkte, die in der Zusammensetzung und von der Wirkung top bewertet sind.

• *Aloe Vera:* Wer seiner Haut eine Extraportion Feuchtigkeit gönnen und gleichzeitig das gesamte Hautbild verschönern möchte, der verwendet zur HF-Behandlung am besten ein reines Aloe Vera Gel. Aloe Vera spendet der Haut nicht nur viel Feuchtigkeit, sondern unterstützt mit einer Vielzahl an wertvollen Inhaltsstoffen die Hautregeneration bei vielen Hautproblemen. Aloe Vera Gel ist ein tolles Mittel, um der Haut deutlich mehr Frische zu verleihen. Es eignet sich für alle Hauttypen von trocken über fettig bis unrein. Achten Sie beim Kauf von Aloe Vera Gel darauf, dass es keine unnötigen Inhaltsstoffe enthält und möglichst 100 Prozent naturrein ist.

• *Hyaluronsäure:* Die Anti-Falten Lösung schlechthin. Hyaluronsäure spendet der Haut sehr viel Feuchtigkeit und kann Fältchen sichtbar aufpolstern. Am besten verwendet man dazu eine sogenannte niedermolekulare Hyaluronsäure, weil deren Moleküle so klein sind, dass diese auch tief in die Haut eindringen können. Auf Hyaluronsäure-Produkten steht dann meist, dass niedermolekulare Hyaluronsäure enthalten ist. Auch der Begriff „Duo-Hyaluronsäure" deutet darauf hin, dass neben normalen auch niedermolekulare Moleküle enthalten sind. Wenn man ein gutes Hyaluronsäure-Präparat mit dem HF-Stab in die Haut massiert, dann wirkt das fast schon wie eine leichte Faltenunterspritzung. Anschließend sollte man mit einer fettreichen Creme die Haut „versiegeln", damit die Feuchtigkeit möglichst lange in der Haut gehalten wird.

• *Vitamine:* Kosmetika mit hochdosierten Vitaminen haben spezielle Wirkungen. Vitamin A oder Retinol wirkt positiv auf die Zellerneuerung, glättet feine Fältchen und verfeinert das Hautbild. Vitamin C regt die Collagen-Bildung an und hellt Pigmentflecken auf. Vitamin E ist ein bewährter Hautglätter mit Verschönerungseffekt. Panthenol wirkt gegen Rötungen und Entzündungen und hilft der Haut Feuchtigkeit zu speichern. Niacin wird in vielen Produkten als Anti-Aging-Vitamin eingesetzt. Q10 wirkt als Radikalenfänger und schützt die Haut vor negativen äußeren Einflüssen.

• **Koffein:** Nicht nur Kaffee wirkt aufgrund seines Koffeingehaltes anregend, Kosmetik kann das auch. In Haartinkturen, Schampoos und Kuren wirkt Koffein anregend auf den Haarwuchs. In der Hautpflege strafft Koffein bei Celluliteproblemen oder erschlafften Gesichtszügen.

• **Pflanzenextrakte**: Rosskastanie, Mäusedorn, rotes Weinlaub, Tigergras oder Calendula sind nur einige Beispiele für Pflanzenextrakte in der Kosmetik. Pflanzenkosmetik ist momentan sehr angesagt, weil die Wirkstoffe aus Pflanzen zuverlässig wirksam sind. Es gibt Pflanzenkosmetik für alle möglichen Hautprobleme. Am besten vertraut man naturreiner Pflanzenkosmetik von namhaften Herstellern.

• **Peptide:** Diese kleinen Wirkstoff-Moleküle aus Aminosäurenkombinationen sind die neuen Stars am Kosmetikhimmel. Mittlerweile gibt es gut erforschte Schönheits-Peptide, die tatsächlich eine überzeugende Wirkung haben. Argireline, Idealift, Syn-Coll, Matrixyl Synthe´6 oder Leuphasyl sind nur einige Markennamen für spezielle Beauty-Peptide, die die Haut hochwirksam glätten, straffen, Falten auffüllen und das gesamte Hautbild beeindruckend optimieren. Gute Peptid-Produkte kann man leicht selbst im Internet finden, weil das Thema Peptide sehr angesagt ist. Beinahe täglich kommen neue Produkte mit diesen wundervollen Wirkstoffen auf den Markt. Mit Peptid-Kosmetik in Kombination mit der HF-Strahlung kann man ein sehr effektives Lifting erzielen.

• **Besser nicht:** Säuren, Schälwirkstoffe und stark reizende Substanzen werden in ihrer Wirkung durch die HF-Strahlung enorm verstärkt. So kann schon eine milde Fruchtsäurencreme in Anwendung mit der HF-Therapie zu einem riesigen Desaster mit extremen Hautrötungen und Schwellungen führen. Deshalb rate ich vor der Anwendung eines neuen Kosmetik-Präparates dieses immer zunächst für ein paar Tage solo ohne HF-Strahlung zu verwenden, um festzustellen, ob die Haut das Produkt auch verträgt.

Wichtig: Leider ist es mir nicht möglich, an dieser Stelle gute Produkte zu empfehlen, weil jede Haut nun einmal anders ist und unterschiedlich auf bestimmte Produkte reagiert. Die eine Haut mag lieber eine leichte Pflege mit einem hohen Wassergehalt, die andere liebt reine Öle oder Fette. Zudem kommen ständig neue Produkte auf den Markt, die ich nicht alle kennen kann. Auch verschwinden immer wieder tolle Produkte vom Markt, so dass man sich wieder auf die Suche nach etwas Neuem machen muss. Hier ist jeder auf sich selbst gestellt und muss selbst suchen, recherchieren und ausprobieren.

Das HF-Lifting

Die HF-Behandlung für ein effektives Lifting ist nun sehr einfach. Tragen Sie einfach nach der Gesichtsreinigung ein spezielles auf ihre Hautbedürfnisse zugeschnittenes Pflegeprodukt auf das Gesicht auf. Dieses massieren Sie dann mit der Flächenelektrode bei mittlerer Stromstärke für 3 bis 5 Minuten in die Haut ein. Wenn das jeweilge Produkt sehr schnell in die Haut einzieht, dann können Sie gerne auch noch eine zweite Lage auftragen und mit dem HF-Stab einmassieren. Anfangs nehmen Sie diese Behandlung jeden Abend nach der Gesichtsreinigung vor. Wenn Sie erste Erfolge erkennen, dann können Sie die HF-Behandlung auch auf jeden zweiten Tag reduzieren. Für ein überzeugendes Ergebnis sollten Sie aber schon mindestens vier Wochen lang täglich behandeln. Die Behandlung selbst dauert ja nur wenige Minuten. Das spezielle Pflegeprodukt sollten Sie allerdings regelmäßig – auch an behandlungsfreien Tagen – benutzen.

Falten

Behandeln Sie Ihre Falten so wie beim Face Lifting beschrieben. Tragen Sie ein gutes Anti-Falten-Präparat auf die Faltenregion auf – und massieren Sie dieses mit der Flächenelektrode bei mittlerer Stromstärke so lange in die Haut ein, bis die Haut es vollkommen aufgenommen hat. Tipps und gute Wirkstoffe finden Sie beim > Face Lifting.

Gewebeerschlaffung

Schlaffe Haut im Gesicht oder am Körper kann man hervorragend mit der HF-Therapie behandeln. Die Anleitung dazu finden sie unter > Bindegewebsschwäche. Die perfekte Gesichtsbehandlung wird unter > Face Lifting erklärt.

Haarausfall

Schauen Sie bitte unter dem Fachbegriff > Alopezie nach. Hier finden Sie wertvolle Hilfe gegen den Haarausfall mit hochaktiven Wirkstoffen und der tollen Hochfrequenz-Behandlung.

Halsfalten

Den Hals kann man genau so gut straffen wie das Gesicht und den Körper. Unter dem Begriff > Face Lifting finden Sie die ideale Behandlung
auch für den Hals oder das Dekolleté.

Krähenfüße

Eine spezielle Augencreme mit straffenden Wirkstoffen wie Peptiden
oder Tigergras und eine HF-Behandlung können die gefürchteten Au-
genfalten deutlich glätten. Weitere Infos finden Sie unter > Face Lifting.

Lidstraffung

Erschlaffte Oberlider sehen nicht nur müde aus, sie können auch Seh-
probleme verursachen. Bevor man sich die Oberlider operativ straffen
lässt, kann man eine HF-Oberlid-Straffung versuchen. Ich selbst habe
mein linkes Oberlid – das rechte Auge war nicht erschlafft – mit einer
Peptidcreme und der Flächenelektrode bei mittlerer Stromstärke sehr erfolgreich gestrafft. Die Peptidcreme sollte straffende Peptide wie Matrixyl oder Eyeseryl enthalten, weil diese meiner Erfahrung nach
tatsächlich positive Ergebnisse bringen. Produkte findet man über das
Internet, wenn man nach den Peptiden sucht. Bereits nach einer Woche
täglicher Anwendung verspürte ich eine Erleichterung. Nach zwei Monaten war mein Auge fast wieder so straff wie das rechte Auge. Die Behandlung führe ich dennoch im Rahmen meiner Gesichtsbehandlung drei
mal wöchentlich weiter durch, weil sie einfach eine Wohltat ist. Ich habe
mir so eine Operation erspart.

Lippenfältchen

Na klar, auch Lippenfältchen kann man mit dem HF-Stab und einer speziellen Lippencreme behandeln. Ob Peptide zur Hautstraffung oder Hyaluronsäure zur Fältchenauffüllung – welche Wirkstoffe Sie bevorzugen,
das bleibt Ihnen überlassen. Eine Minute HF-Massage mit der Flächenelektrode bei mittlerer Stromstärke genügt schon. Am besten täglich anwenden.

Mimikfalten

Beim Schönheitsdoktor ein Fall für Botox – für die Hochfrequenz-Therapie kein Problem: Mimikfalten. Statt die Muskulatur unterhalb der sichtbaren Falten mit Nervengift lahmzulegen, wird bei der HF-Behandlung die Haut insgesamt entspannt. Mit den richtigen Wirkstoffen, in diesem Fall wirkt am besten das Peptid Argireline, wird die Haut so sichtbar glatter. Die Behandlung selbst läuft wie beim > Face Lifting ab. Kosmetik-Produkte mit dem Wirkstoff Argireline erhält man heute überall in Drogeriemärkten, Parfümerieren oder Apotheken. Machen Sie sich am besten im Internet schlau über die in Frage kommenden Produkte.

Mitesser
Unreine Haut, Pickel und Mitesser behandelt man so wie unter > Akne beschrieben.

Nasolabialfalten
Diese tiefen Furchen füllt der Schönheitsdoktor mit Hyaluronsäure oder anderen Materialien auf. Aber auch hier kann man die Falten bis zu einem gewissen Maße selbst mit der HF-Behandlung und Hyaluronsäure auffüllen. Verwenden Sie dazu ein hochdosiertes Hyaluronsäure-Präparat mit niedermolekularer Hyaluronsäure, weil dieses viel tiefer in die Haut eindringen kann. Die Behandlung erfolgt wie unter > Face Lifting beschrieben. Bei regelmäßiger Anwendung werden die Falten so deutlich sichtbar aufgefüllt.

Orangenhaut
Diese typischen Dellen in der Haut kann man gut mit dem HF-Stab behandeln. Unter > Bindegewebsschwäche finden Sie die passende Behandlung.

Pigmentstörungen
Unter dem Begriff > Altersflecken finden Sie die passende HF-Behandlung.

Poren
Große Poren kann man mit den richtigen Wirkstoffen sichtbar verfeinern. Verwenden Sie dazu ein handelsübliches Peeling mit Peelingkörnchen nach Anweisung. Danach das Gesicht mit Gesichtswasser nachreinigen

und ein Aloe Vera Gel auftragen. Gut, wenn das Gel noch adstringierende Wirkstoffe wie Hamamelis oder Schachtelhalm enthält. Das Gel massieren Sie nun mit der Flächenelektrode bei mittlerer Stromstärke in die Haut ein bis es völlig von der Haut absorbiert ist. Diese Behandlung führen Sie, je nach Ihrem Hautzustand, ein bis zwei mal wöchentlich durch. Spezielle Produkte zur Porenverfeinerung erhalten Sie in Drogerien und Apotheken.

Runzeln

Ob Falten, Krähenfüße oder Runzeln, die passende Abhilfe finden Sie unter den Begriffen > Face Lifting und > Mimikfalten.

Sommersprossen

Sommersprossen haben zwar nichts mit dem Alter direkt zu tun, können aber wie in der Anweisung unter > Altersflecken behandelt werden. Allerdings sollte man sich von der Hochfrequenz-Behandlung in diesem Fall nicht zuviel versprechen, weil Sommersprossen nur schwer zu behandeln sind. Besser ist ein guter Lichtschutz, damit die braunen Sprenkel in der Sonne nicht noch dunkler werden.

Stirnfalten

Hier hilft die HF-Behandlung wie unter > Mimikfalten beschrieben. Besonders das Peptid Argireline hilft bei der Reduzierung der Faltentiefe.

Tränensäcke

Unter dem Begriff > Lidstraffung finden Sie die optimale Behandlung, mit welcher sich auch Tränensäcke bzw. die Unterlider deutlich straffen lassen lassen. Auch hier hilft die Anwendung von Peptiden und Koffein sehr gut.

Unreine Haut

Schauen Sie bitte unter > Akne nach.

Zellulite

Ob Cellulite oder Zellulite – unter > Bindegewebsschwäche finden Sie die passende Hochfrequenz-Behandlung.

Wer schön sein will

Heutzutage muss niemand mehr leiden, wenn man etwas für seine Schönheit tun möchte. Weder körperlich noch finanziell muss man in irgendeiner Weise leiden, wenn man mit dem Hochfrequenz-Stab seine Schönheit auf Vordermann bringen möchte. Wie ich bisher geschrieben habe, ist die Anschaffung dieses Wunderstabs recht günstig und dessen Anwendung sehr einfach. Wie vor über 100 Jahren sollte auch heute dieses tolle Gerät zur Ausstattung der „Hausapotheke" gehören.

Nachdem ich nun über die HF-Anwendungen in den Bereichen Gesundheit und Schönheit geschrieben habe, möchte ich nochmal dazu anregen, auch selbst kreativ zu werden. Fast täglich kommen neue Gesundheits- oder Schönheitsprodukte auf den Markt. Da lohnt es sich wirklich immer up to date zu sein. Denn mit neuen Produkten und neuen Wirkstoffen eröffnen sich ganz neue Behandlungsansätze. Probieren Sie ruhig einmal etwas Neues aus und lassen Sie sich von der Wirkung überraschen. Damit es jedoch niemals eine böse Überraschung gibt, sollten Sie neuartige Cremes, Gels oder Salben immer erstmal nach Vorgaben ohne den HF-Stab testen. Wenn Sie das Produkt gut vertragen, dann können Sie probieren, die Wirkung mit dem HF-Stab zu verstärken.

Die Hochfrequenz-Behandlung macht Sie nicht abhängig von speziellen Produkten mit angeblich perfekt abgestimmten Wirkstoffen. Sie können einfach alles Mögliche ausprobieren. Mit dem HF-Wunderstab sind Sie also immer up to date. Werden Sie einfach selbst kreativ und probieren Sie auch mal etwas Neues aus.

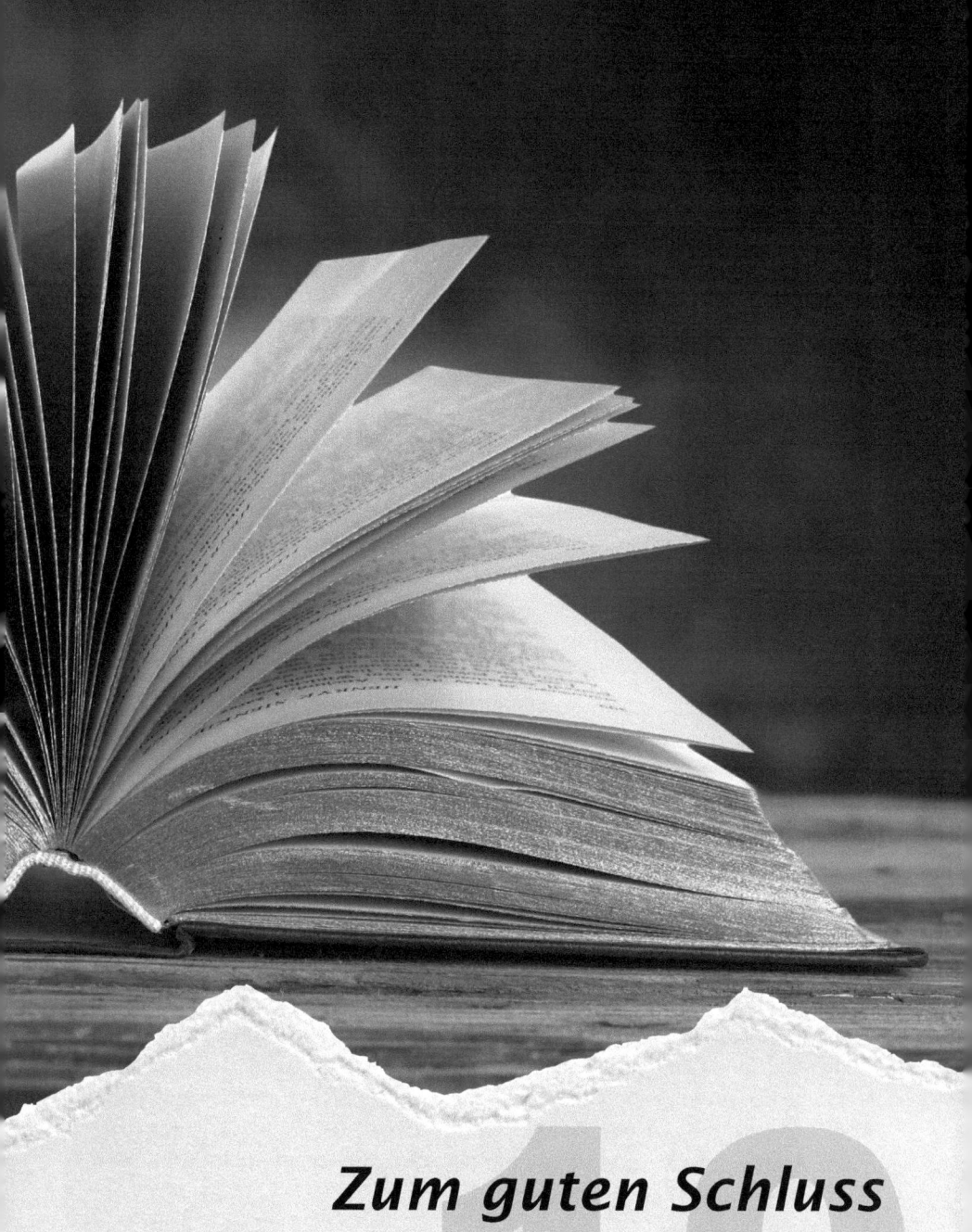

Zum guten Schluss

Das Ende dieses Ratgebers ist der Anfang einer neuen Medizin mit einer großen Zukunft

10

Zum guten Schluss

Das Ende dieses Ratgebers ist der Anfang einer neuen Medizin mit einer großen Zukunft

Wenn Sie diesen Ratgeber aufmerksam gelesen haben, dann kann es schon sein, dass Sie ein wenig skeptisch sind. Irgendwie wirkt der HF-Stab ja auch wie eine Allzweck-Wunderwaffe gegen alle möglichen Beschwerden und Leiden. Erst wenn Sie diesen Zauberstab einmal selbst ausprobieren, werden Sie am eigenen Leibe erleben, dass da mehr als nur ein Fünkchen Wahrheit hinter steht – im wahrsten Sinne des Wortes.

Aus alt wird modern
Bei meinen Studien der uralten Handbücher zu den alten Hochfrequenz-Koffern habe ich selbst oft ein wenig geschmunzelt, weil dort sehr vollmundig in einem blumigen altdeutsch die größten Heilversprechen gegeben werden. Mit den skurrilsten Elektroden haben sich unsere Vorfahren an alle möglichen Krankheiten und Leiden herangewagt, um diese mit der Hochfrequenzstrahlung zielstrebig zu kurieren.

Der magische Zauberstab
Als ich die Hochfrequenz-Therapie am eigenen Leibe kennenlernte, da war ich sehr angenehm überrascht. Der Zauberstab hatte tatsächlich etwas Magisches – und er wirkte sehr überzeugend. Allerdings musste ich ohne eine Anleitung und ohne ein Handbuch auskommen, weil es zu den heutigen Geräten schlichtweg keines gab bzw. gibt. So habe ich sehr viel experimentiert und ausprobiert und meine eigenen Erfahrungen gemacht. Und diese waren keineswegs die schlechtesten. Im Gegenteil: der HF-Stab war bzw. ist tatsächlich universell einsetzbar und hilft wirklich bei allen möglichen Beschwerden.

Anleitung zur Hochfrequenz-Therapie
Nach meinen bisherigen Ratgebern habe ich mich nun entschlossen, diesen speziellen Ratgeber zur HF-Therapie zu verfassen. Dieser Ratgeber

ist auch eine Anleitung zur Behandlung von Beschwerden im Bereich Gesundheit und Schönheit. Im Gegensatz zu den alten Handbüchern habe ich jedoch auf eine Anleitung zur Behandlung von Mund, Zähnen, Darm, Scheide und weiteren Körperöffnungen verzichtet. Während man früher mit Spezial-Elektroden auch mutig diese Körperteile behandelte, traue ich den Glaselektroden nicht so sehr, um diese in meinen Körper zu stecken. Wer dies gerne ausprobieren möchte, der kann dies gerne tun. Wie ich ja bereits geschrieben habe, werden spezielle Violet Wands auch zur erotischen Stimulation genutzt.

Positive Testergebnisse

Die meisten Behandlungsvorschläge stammen aus eigenen Erfahrungen am eigenen Leib. Ich habe den HF-Stab für alle möglichen Beschwerden fleißig ausprobiert und getestet. Für Beschwerden, die mich nicht selbst betreffen, haben Freunde und Bekannte hergehalten. Und ich kann sagen, dass ohne Ausnahme alle „Testpersonen" absolut positiv überrascht waren. Einige haben sich selbst einen HF-Stab gekauft, um ihre Leiden zu lindern. Eine befreundete Kosmetikerin hat sich ein Profigerät für ihre Praxis zugelegt, um ihre Kundinnen damit zu behandeln. Sie und ihre Kundinnen sind einfach nur absolut begeistert. Ich bin mir sicher, Sie werden es auch sein. Das Ende dieses Ratgebers ist der Anfang einer neuen Medizin, die Sie selbst am eigenen Leib testen können.

Ein wahrhaftiges Märchen

Es war einmal: So fangen Märchen an. Es wird einmal: So fängt die Geschichte einer wundervollen Medizin an. Es wird einmal in naher Zukunft eine Medizin geben, die für das Wohl und die Gesundheit der ganzen Menschheit sorgen wird. So hatte es sich damals auch Nikola Tesla vorgestellt. Aber es kam leider alles ganz anders. Die Plasma-Medizin ist ja eigentlich eine Renaissance – die Wiedergeburt – der altbewährten und vergessenen Hochfrequenz-Medizin. Wie genau sich diese Plasma-Medizin weiter entwickeln wird, das wird sich noch zeigen. Die Aussichten sind jedoch sehr gut. Denn bereits heute werden Plasma-Geräte erfolgreich in der Medizin eingesetzt.

Renaissance einer alten Medizin

Deutschland ist sogar Vorreiter in Sachen Plasma-Medizin. Die ersten Plasma-Geräte wie der Plasma-Pen werden bereits erfolgreich in verschiedenen Fachbereichen der Medizin eingesetzt. Weil das kalte Plasma kaum wärmer als Körpertemperatur ist, eignet es sich nicht nur zur Sterilisation von Geräten und Implantaten, sondern auch zur direkten Anwendung am Menschen.

Plasma-Medizin schreitet voran

Bereits in der Zeit, seit ich nun diesen Ratgeber schreibe, hat sich in der Plasma-Medizin sehr viel getan. Das erste Plasma-Gerät für medizinische Anwendungen wurde 2013 zugelassen. Seitdem wachsen die Anwendungsgebiete in der medizinischen Praxis beinahe Tag für Tag. Mediziner aller Fachrichtungen sind interessiert und arbeiten bereits mit Plasma-Geräten – teilweise schon in konkreten Behandlungen, teilweise zu Forschungszwecken.

Für die Wundbehandlung

Schon sehr erfolgreich wird Plasma zur Behandlung von schlecht heilenden chronischen Wunden eingesetzt. Plasma desinfiziert sehr zuverlässig die Wunden, regt die Zellneubildung an und stärkt das spezifische „Haut-Immunsystem". Dadurch werden die Abwehrmechanismen der Haut gestärkt, so dass die behandelten Wunden deutlich schneller und besser verheilen.

Plasma beschleunigt die Heilung

Selbst wenn konservative Maßnahmen der Wundbehandlung zuvor erfolglos waren, mit Plasma können die Wunden erfolgreich behandelt werden. Erste behandelte Patienten sind bereits begeistert von dieser Methode. Eine Studie zur Behandlung offener Beine und Unterschenkelgeschwüre zeigte, dass mit Plasma die Wundheilung doppelt so schnell verläuft.

Plasma in der Dermatologie

In der Dermatologie kann man sich aber auch weitere Behandlungen mit Plasma gut vorstellen. Bei Neurodermitis oder Schuppenflechte hat man bereits erste vielversprechende Erfahrungen gesammelt. Wie auch bei der Hochfrequenz-Therapie ist zu erwarten, dass alle möglichen entzündlichen Hauterkrankungen von einer Plasmabehandlung profitieren. Ich kann mir gut vorstellen, dass ein entsprechendes Plasma-Gerät in Zukunft zur Basisausstattung einer dermatologischen Praxis gehören wird.

Schöne und gesunde Zähne

Auch Zahnärzte arbeiten bereits mit einem Plasmastift. Das Plasma killt Bakterien im Mundraum, zum Beispiel bei der Periodontitistherapie. Entzündungen heilen so ab, ohne dass bakteriell befallenes Zahnfleisch mit dem Skalpell weggeschnitten werden muss. Auch Implantate können vor ihrer Einbringung mit dem Plasmastift desinfiziert werden, um so das Entzündungsrisiko deutlich zu minimieren. Bei Wurzelbehandlungen kommt Plasma zum Einsatz, um den aufgebohrten Wurzelkanal zuverlässig zu desinfizieren. In der Zahnmedizin ist Plasma ebenfalls sehr vielseitig einsetzbar.

Zukunft der Krebsmedizin

Selbst in der Krebstherapie darf man auf die Plasma-Medizin hoffen. Werden Krebszellen mit Plasma bestrahlt, so begehen diese innerhalb von 72 Stunden eine Art Selbstmord. Die Krebszellen sterben ab, während gesunde Zellen unbeschadet bleiben. Bei Melanomen (Hautkrebs) hat man bereits erste Erfahrungen mit der Plasmabehandlung gemacht.

Beste Aussichten in der Krebstherapie

Aber auch im Körper können Krebs und Metastasen bereits mit Plasma erfolgreich gekillt werden. Über Sonden wird das Plasma gezielt an die entsprechenden Stellen im Körper gebracht und kann so entartete Krebszellen abtöten. Zwar befindet sich diese Form der Therapie noch im Versuchsstadium, aber erste Behandlungserfolge versprechen beste Aussichten für die Zukunft der Plasma-Medizin in der Krebstherapie.

Aus Hochfrequenz wird Plasma

Im Grunde sind diese ersten positiven Erfahrungen in der Plasma-Medizin nichts anderes als die Erkenntnisse, die man schon vor über 100 Jahren mit der Hochfrequenz-Therapie gesammelt hat. Nur dass die Plasma-Medizin heute den Segen einer offiziellen Zulassung nach dem Medizinproduktegesetz erhalten hat. Jetzt darf also ganz offiziell weiter behandelt und geforscht werden.

Plasma-Medizin als Studienfach

In Greifswald in Mecklenburg-Vorpommern befindet sich das Leibniz-Institut für Plasmaforschung und Technologie e.V. In der benachbarten Universität wurde weltweit der erste Lehrstuhl für Plasma-Medizin eingerichtet. Hier wird die Zukunft der Medizin gelehrt. Die neue Generation Ärzte wird also in Sachen Plasma-Medizin gut ausgebildet sein. Das klingt sehr vielversprechend und lässt auf neue Behandlungsmethoden hoffen.

Ihre persönliche Zukunft
Für Ihren persönlichen ersten Schritt in die Zukunft reicht erstmal ein HF-Stab. Damit können Sie fast alle Behandlungen, die irgendwann einmal im Bereich der Plasma-Medizin zu erwarten sind, bereits heute schon selbst vornehmen. Das ist Ihre Chance. Das ist die Zukunft für Ihre Gesundheit und Schönheit. Nutzen Sie sie.

Viel Erfolg mit der HF-Medizin. Machen Sie das Beste daraus.

Alles Gute

Ihre

Vanessa Halen

Wichtiger Hinweis

Die Entwicklung der Hochfrequenz- bzw. Plasma-Therapie schreitet weiter voran. Ich selbst mache auch immer wieder neue Entdeckungen. Über die neuesten und interessantesten Entwicklungen werde ich Sie künftig auf meiner Homepage informieren. Besuchen Sie mich einfach dort hin und wieder einmal:

www.Wellness-Infoseite.de

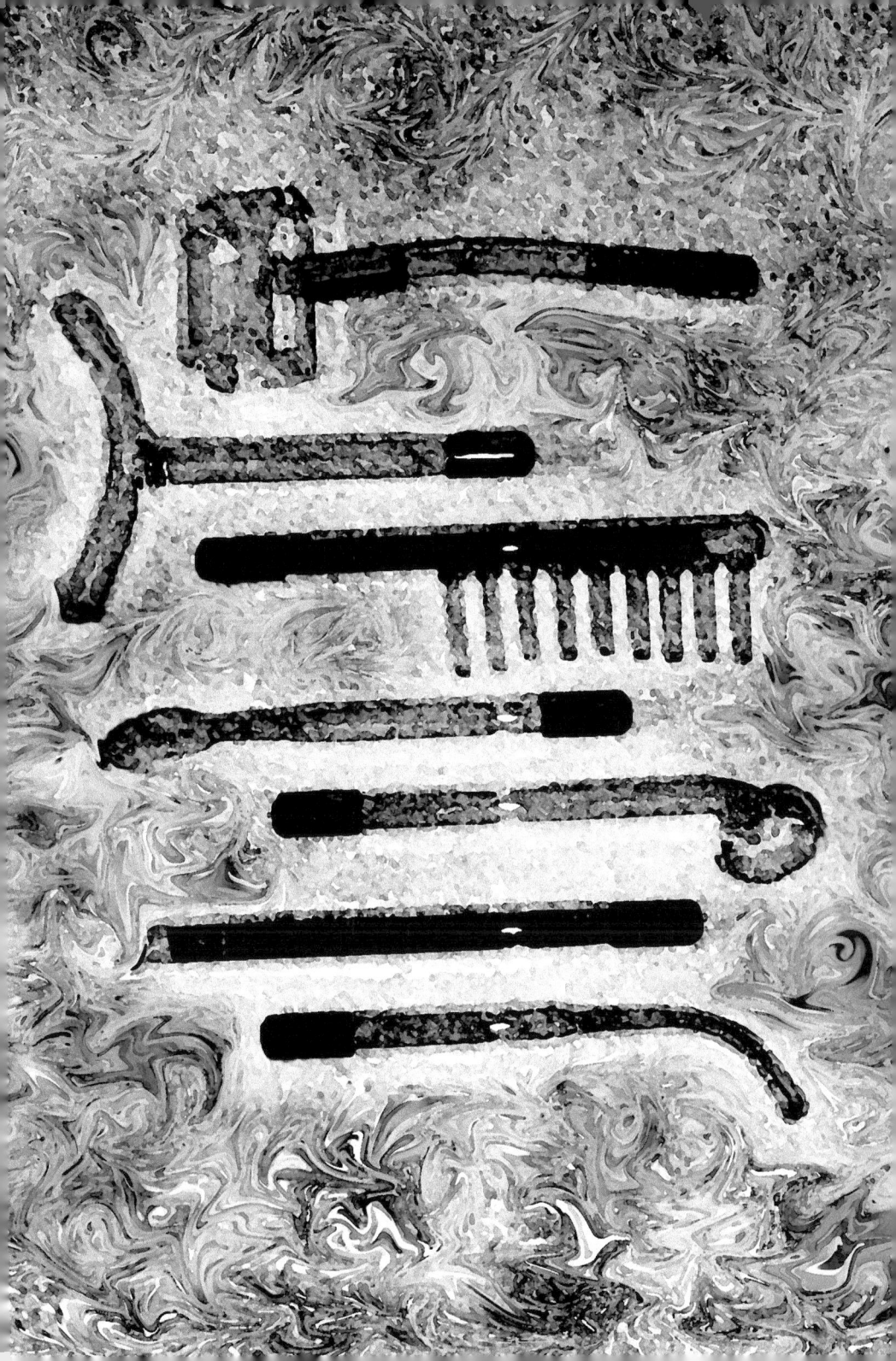

Die Wellness-Infoseite

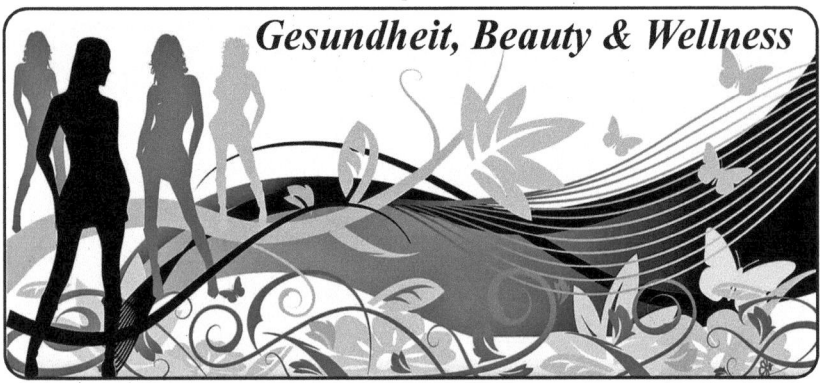

Gesundheit, Beauty & Wellness

Das finden Sie auf der Wellness-Infoseite

Neben persönlichen Infos über Vanessa Halen finden Sie auf dieser Seite außergewöhnliche Rezepte, wertvollen Rat sowie viele Tipps & Tricks und kostenlose eBooks rund um Ihre Gesundheit, Schönheit und Wellness.

Ob Stress oder Lebenskrise, Probleme mit der Gesundheit, Haarausfall, Altersbeschwerden, Potenzschwäche, Übergewicht, Altersflecken, Falten, Cellulite & Co - in den Büchern von Vanessa Halen finden Sie Hilfe mit wertvollen Ratschlägen, die Sie so wohl noch nirgends gelesen haben:

Ein neues Leben! - Wie man in Krisenzeiten sein Leben neu ordnet und so neue Lebensfreude für sich entdeckt.

BioAging - Bleiben Sie jung und verbessern Sie ihr Aussehen mit natürlichem Anti-Aging ohne Hormone.

Die neuen Schlank-Pusher - Endlich schlank ohne Diät mit dem ganzheitlichen Schlank-Konzept und den neuen Schlankstoffen.

CyberBeauty - Die unglaubliche Entführung in die ferne Zukunft und was wir daraus lernen können. Roman plus EXTRA-Ratgeber.

Die neuen Schönmacher - Schöner ohne Spritze und Skalpell mit innovativen Schönheitsbehandlungen zur Selbstanwendung.

Die Jungmacher - Aktivieren Sie Ihren inneren Jungbrunnen und drehen Sie Ihre biologische Uhr zurück.

Vorsicht Arzt - Einmal zum Arzt - für immer krank: So finden Sie den richtigen Arzt und sorgen für eine optimale Behandlung.

Die Oxy Wunder Medizin - Die neue HF-Therapie: Anwendungen von A bis Z im Bereich Gesundheit, Schönheit und Wellness.

Besuchen Sie die Website von Vanessa Halen

www.wellness-infoseite.de